脳が長持ちする会話

理化学研究所ロボット工学博士・
認知症予防研究者
大武美保子

ウェッジ

はじめに

脳は使い方の工夫で長持ちする

脳の健康度は「会話」でわかる

今、人生を十分に楽しんでいるという方にも、将来の不安は少なからずあるものでしょう。


「ずっと健康でいられるのだろうか?」

「何歳まで働ける?」

「このまま良い人間関係に恵まれて過ごせる?」

年齢を重ねるにしたがって、心配事は増えていくものです。なぜなら、40歳を過ぎれば、日常生活の中で「あれ？　まずくない？」と感じることが増えていくからです。

少し前に覚えたはずのデジタルデバイスの使い方が、全く思い出せない。初めて出かけた場所から、最寄り駅までの帰り道がわからなくて迷うことが増えた。調べものをしようとスマートフォンを手に取ったのに、頭をよぎった別案件を検索して、本来の調べものを忘れてしまう。

記憶力や判断力に感じる若干の危うさ……。身に覚えのある方も多いはずです。

人生100年時代と言われています。中高年期以降、高齢になればなるほど気がかりなのが、**認知症**ではないでしょうか。認知症は、「高齢者がもっともなりたくない病気」です。そして、「親に一番なってほしくない病気」でもあります。

でも、今から心配しても、認知症になるかならないかなんて、誰にもわからない。

遺伝要素もあるはず。

確かにおっしゃる通りです。

ただ、私は、あるものを通して、外からは見えないはずの「その人の脳が見える」と考えています。

そのあるものとは「**会話**」です。

会話には、その人の脳の働き、つまり**脳の健康度合い**が反映されます。普段からこういう会話ができているなら、この程度の認知機能が保たれているはずだということが、これまでの脳科学の研究で明らかになっています。

何をするかでその人の脳の状態が変わります。会話を通して、将来の脳の働き、脳の健康度合い、そして、認知機能を変えられる可能性を秘めているのです。

私は、そうした脳科学の知見や最新テクノロジー、ＡＩの技術を集結させた、認知機能を育む会話を考案し、研究しています。本書では、その研究をベースに、日常生活に取り入れることができる「**脳が長持ちする会話**」を初公開します。

脳が長持ちする会話法

まずは簡単に自己紹介を。

私はロボット工学がもともとの専門で、隣接する人工知能学、認知神経科学、医工学を基点に研究を進め、理化学研究所の革新知能統合研究センター認知行動支援技術チームでリーダーを務めています。このチームで取り組んでいる研究の核となるのが、認知症の発症を遅らせることにつながる実践的な会話支援手法です。

それを「**共想法**」と言います。

共想法を作るきっかけになったのは、認知症だった私の祖母でした。

祖母は、私が話しかけても、会話がつながらない状態が長く続いていました。施設へ面会に行くたびに、さみしさと悲しさが募るばかり。なんとか会話をつなげる方法はないものだろうかと考えるなか、ふとひらめいたのが「**写真**」でした。「**写真を見れば記憶が呼び覚まされ、話したことについて質問すると会話が続くのではないか**」と。

実際、祖母のアルバムにあった着物姿のモノクロ写真を見せたところ、記憶が呼び起こされ、「着物はオレンジ色だったのよ。写真館で撮ってもらって……」と急に話し出したのです。さらに、私が質問をすると、それにも答えてくれました。

そのできごとが、写真と会話が認知機能に与える影響を深く研究するきっかけになり、共想法と名付けた会話支援手法の提唱につながったのです。

〝認知症予防会話の専門家〟

詳細は本文に譲りますが、共想法は数人の参加者が、あらかじめ設定されたテーマに沿った写真と話題を持ち寄り、**全員が「話す」「聴く」「質問する」「（考えて）答える」を順番に体験する**設計になっています。

これまでの参加者は70代を中心に60代から80代の高齢者が主ですが、40代、50代の参加者も増えていますし、多様な世代が交じって行うこともあります。下は3歳から、上は100歳まで、幅広い世代に参加いただいたことがあります。同じ人が複数回継続して参加する共想法や、一人や二人といった少人数で実践する共想法などいろいろな形式があり、コロナ禍をきっかけに、スマートフォンやタブレット端末を用いて遠隔でも実施しています。

これまでの約18年間に共想法に参加した人数はのべ1万人を超えています。参加者が持ち寄ってくださった「話のネタ」にいたっては、2万個を超えています。

のべ1万人以上の会話を目の当たりにし、2万個以上の話のネタに触れ、会話を分析するうちに、私は「いろいろな人の脳を見ている」と実感してきました。そして、**脳が長持ちする会話とそうでない会話があるのではと気づいたのです。**「脳が長持ちする」とは、生きている間は日常生活に必要な認知機能が保たれ、認知症ではない状態のことです。「一生使える脳」と言い換えてもよいかもしれません。もしも私が自分に肩書をつけるなら、手前味噌ではありますが、〝認知症予防会話の専門家〟というくらいに研究を重ねてきました。

認知症を防ぐためにできる工夫

私たちは特に難しく考えることなく、日常会話を行っています。家族とのおしゃべりや仕事の打ち合わせなど、その場その場で自分から話したり相手の話を聴いたり、状況に応じてスイッチしながら対応しています。

当たり前のように行っている日常会話ですが、適切に話して聞くには、認知機能を必要とします。会話をしているとき、話し手の脳の中ではさまざまなシグナルが飛び交い、シグナルの通り道が強化されながら、言葉や表情、動作となります。これを受け取った聞き手の脳の中でも同様のことが起こります。

しかし、日常会話の仕方は千差万別。きちんと聴いたり、話したりしているとは限りません。よく聴いていなければ、情報はほとんど脳に入力されることなく素通りします。

日常会話をはじめとする多くの行動は、高度な脳の働きを使っても使わなくても、それなりに行うことができます。このため、仕事や生活が快適に過ごせていても、その中で、高度な脳の働きを使う機会が多い人と少ない人が出てきます。

認知機能をあまり必要としない脳の使い方をしていると、加齢にともない認知機能が低下する可能性が高くなります。仕事も生活も人間関係もうまくいっているから大丈夫と、ポジティブに捉える姿勢は大切ですが、今、大丈夫だから、将来も大丈夫とは限りません。

でも、**今、脳の使い方を変えれば、将来は変わる可能性が高まります。**

運動、食事、知的好奇心を持つことなど、認知機能を保って高齢期を過ごすための具体策をご存じの方もいることでしょう。認知症予防対策を知っていることはとても大切なことです。

しかし、最も大切なことは、それらを行おうと新しい習慣を取り入れたり、試行錯誤したりしながら実践してみることにあります。簡単に言えば、頭を使って工夫してみることです。

工夫して、行動習慣が変わるということは、脳の使い方が変わるということです。

こういう不都合が起こると自分が不便だから、こんなふうに変えてみよう。
こうしたら面白くなりそうだから、こんなふうに変えてみよう。
そうやって毎日を工夫しながら年齢を重ねていける人には、素晴らしいギフトが待っているのではないかと、私は考えています。それは、

加齢とともに視野が広がり、豊かな発想ができる人生
年を重ねても自律した生活が送れる人生
認知症にならない人生

です。そのカギが「会話」にあります。

将来の自分のために対策を立てよう

脳が長持ちする会話や生活をすれば、認知症に絶対にならないとは言えませんが、なるとしてもその時期を遅らせることができます。

共想法を通して多くの高齢者と接し、まるで未来の自分の姿を見ているように感じてきました。高齢になって初めて気づくことを、あらかじめ自分事として今見聞きさせていただいている、そのように感じています。

年を重ねると起こる変化の中で、若いうちに対策を立てておくと防げることは多いです。知っていれば行ったのに、知らなかったがゆえに行わなかった「もっと若い頃にやっていれば良かった」と後になって気づくこと。それを、高齢者も、これから高齢者になる世代も今すぐ行うことができれば、未来社会は劇的に変えられると確信しています。

執筆時点で、筆者はまさに40代と50代の境目にいます。未来の私たちが「あのときやっておいて良かった」と思えるようにしたい、と私は願っています。

特に女性は、40代、50代で大きな身体的な変化が起きるので、そのタイミングで可能な高齢期に向けた対策があり、できるだけ早く始めることをおすすめしたいと考えています。

超高齢社会を幸せに生き抜くために

日本はすでに、人口に占める65歳以上の高齢者の割合が約30%の超高齢社会を迎えています。２０６０年頃には、40%近くなると予想されています。一生のうちのどこかで、認知症予防につながる頭の使い方を知り、実践するかどうかが、その人の人生の幸福度に大きく影響するでしょう。

脳を長持ちさせたいと願う、すべての世代の方に、本書を手に取った日から、毎日の過ごし方の参考にしていただける内容をお届けします。

本書が想定する読者は、幅があります。

・定年直前もしくは再雇用中で、できるだけ長く働き続けたい人
・主な勤めや子育てを終えたシニアの方
・自分の記憶力に自信がなくなってきた働き盛りの人
・認知機能がなるべく下がらないよう、親を助けたい中高年世代
・中高年社員の介護離職を防ぎたい人事担当者
・シニア社員が脳の健康を保って活躍できるようサポートしたい経営者
・一生使える脳を手に入れたいすべての人

本書は、老後の暮らしを想定したシーンと、ビジネスシーン、日常生活など、さまざまなシーンでの会話を扱います。このため、一人ひとりの読者には、当てはまらない部分も出てくると思います。自分とは関係ないと思われる部分は、状況が異なる人に向けた内容と考えて、自分以外で当てはまる人を想像しながら読んでいただければと思います。

第1章、第2章は、「脳が長持ちする会話」とはどういうことか、最新の研究に基づいて解説していきます。それをもとに、【実践編】の第3章、第4章では日常会話のコツや生活術について具体的に示していきます。第1章から順に読まなくとも、問題はありません。第3章や第4章はわかりやすさを重視して具体例をたくさん挙げていますので、取り入れられそうなことをどんどん実践してみてください。

認知症を防ぐ社会へ向けて、一人でも多くの人が今から動き出せれば、未来は変わると思います。その第一歩を、本書を手引きに踏み出していきましょう。

CONTENTS

第2章

「六つの工夫」で脳が長持ち

第3章

実践編 日常会話で脳を活用する

認知症とは

認知症とは、脳萎縮や脳血管障害などが起こることによって、記憶や判断などの認知機能のいくつかが低下し、それまで自然にこなせていたことができなくなって生活に支障をきたすことが増える状態を指します。認知機能は、記憶、判断の他、知覚、推論、言語理解などの、複数種類の知的機能で構成されます。

認知症の疑いがある人は、MRI検査やPET検査、認知機能検査などを組み合わせることによって、脳萎縮の度合いや病理変化、症状の進行度を知ることができます。脳科学の進歩によって、外からは見えない脳の状態を診断することが今は可能となっています。

私たちの研究チームには、人工知能学、認知神経科学、医工学以外に、数理生物学、数理社会学、公衆衛生学、精神医学、心理学、老年学、言語学、知識科学、ソフトウェア工学、データ科学、信号処理、自然言語処理といった、多彩な分野の専門家が参加しています。これらの英知を結集して生み出した「脳が長持ちする会話」を、ぜひ実践してみてください。

第1章

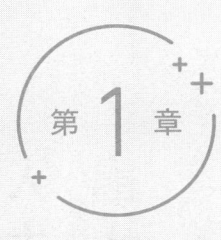

今から始める脳の老化対策

人生100年時代、最大の不安が「脳の老化」

言葉が出づらくなっていませんか？

私たちが毎日をイキイキと過ごせるのは、**脳の働き**によるものです。効率良い仕事の処理、周囲との円滑なコミュニケーション、趣味や知的探求、どれも脳がしっかり働いてくれているからこそ可能なことです。

脳は情報学の観点で、身体の中と外の情報を処理するコンピュータのような存在です。そして、記憶、思考、判断、創造といった機能を発揮します。

「人が老いる」ということを考えたとき、まずわかりやすいのは体の老化です。あまり良くない生活習慣を繰り返していると、30代でも健康診断で引っかかります。年を重ねれば、今まで階段を上っていたところでエスカレーターを探すようになったり、文字が読みづらくなったりします。

身体面の不具合は、「これはまずいな」と感じやすいですし、健康診断や人間ドックなどで数値化され、医療のお世話になる仕組みもできています。「なんとかしなくては」と思ったときに、取るべき行動がわかりやすいと言えます。

しかし、脳の働きについてはどうでしょう。

人の名前が出てこない。
「アレ」「ソレ」が増えた。
話の途中でよくつまる。
ものごとの説明がうまくできない。
忘れ物の頻度が高くなってきた。

作業の処理速度が落ちた。

深刻ではないけれど少し気がかり……ですよね。

脳は時間によって使われる場所が変わる

脳は非常に大きなエネルギーを消費します。脳の重さは全体重の2％程度であるにもかかわらず、全エネルギー消費量の約20％を脳が消費するとされています。このため、脳はエネルギー消費を抑える仕組みで働いています。脳は、記憶したり、判断したりするなどの、情報処理をしているとき、その処理に関わる場所の神経細胞が重点的に活動し、エネルギーを消費します。このとき、それ以外の場所は、相対的に活動が抑えられ、少ないエネルギーを消費します。**時間によって活発に活動する場所が変わる**のです。

エネルギーを消費する「活発に活動する場所」をより感覚的に言い換えると、「使われる場所」には、活動に必要な栄養、具体的には、糖分を供給するよう、血液が流れ込みます。逆に、活動が抑えられている場所には、少ししか血液が流れ込まないことになります。

この、「活動が抑えられている場所」、より感覚的に言い換えると、「休ませている場所」がいつも同じであると、その場所に流れ込む血液が慢性的に少なくなり、栄養不足に陥ります。栄養不足が続くと、神経細胞の活動が不活発になります。やがて、「必要ない場所」として判断され、神経細胞が壊されるリスクが高まります。すると、**その場所に関わる認知機能が落ちる可能性が高まります**。

そのため、脳の中のいつも同じ場所を休ませているのは非常に危険です。それを避けるには、**脳のいろいろな場所を使う必要があります**。

まんべんなく、バランス良く脳を使おう

脳のいろいろな場所を使うには、「**毎日を面白がる**」ことが大切です。面白がろう

とすると、脳のさまざまな場所が動きます。「何か面白いことがあるかもしれない」とものごとを注意深く観察したり、面白いことがあったら「後で人に伝えよう」と意識して覚えたり、「面白そうなところに行ってみよう」と計画を立てたりするからです。それらの行動に必要な、認知機能に対応する脳の場所が動きます。

たとえば、ついグチばかりこぼしてしまう人。自慢ばかりする人。周りにもよくいるタイプであり、もしかしたら自分もそうかも？と思うかもしれません。この二つのタイプは、脳の衰えを早めてしまう危険性が非常に高いと言えます。いつも同じグチばかり言っていたり、自慢話ばかりしていると、脳の同じ場所だけが動き、脳の残りの場所が休んでいる可能性が高いからです。

毎日、良いことばかりではなく、失敗したり、大変なことがあったりもしますが、それらを含めて、今日はこんなことがあった、後から振り返ったら話のネタになるかも、と面白がることは可能です（図表1－1）。

認知症を発症する理由は、まだすべて解明されているわけではありません。遺伝要

図表1-1　脳はバランス良く使えば長持ちする

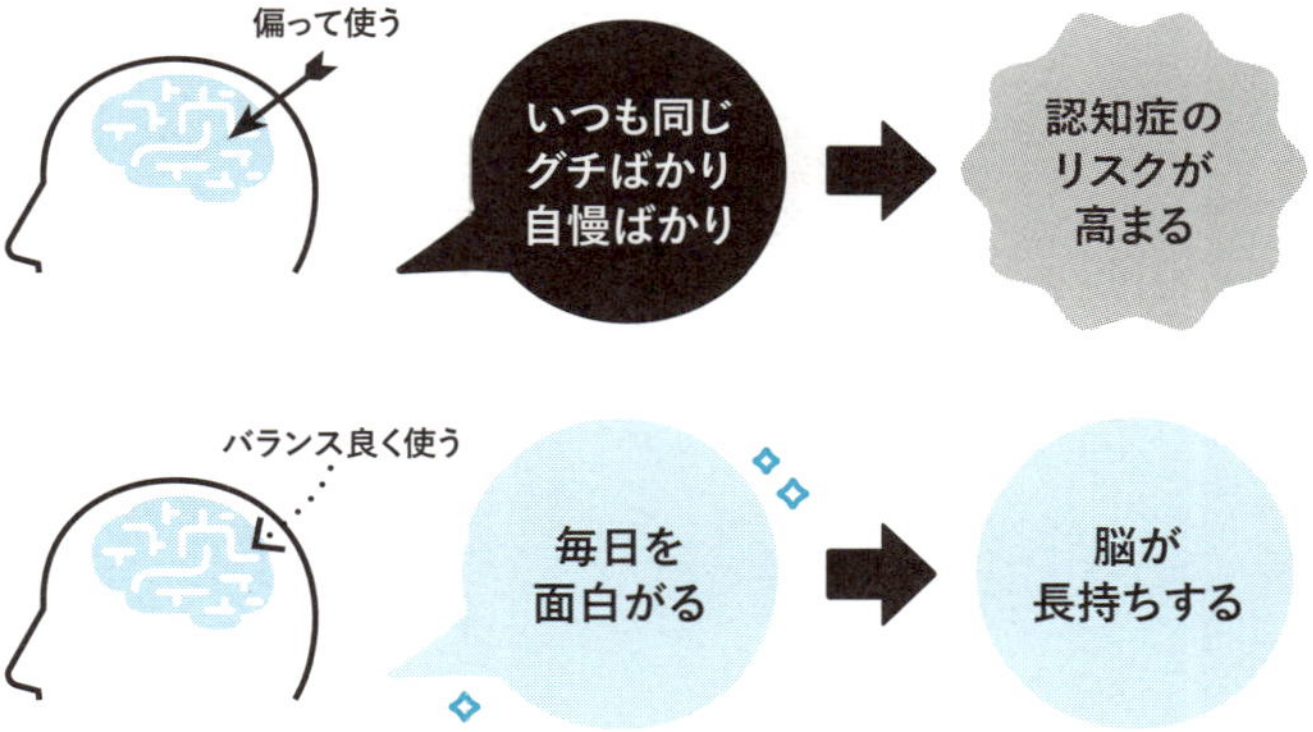

素、生活習慣、さまざまな要因が考えられます。

認知症を発症すると、家族や親しい人たちのことがわからなくなってしまうだけでなく、身の回りのことができなくなったりします。自分自身が不自由なだけでなく、周囲の大切な人たちに迷惑をかけてしまうこともあるかもしれません。

人生100年時代。誰もが健康で長生きしたいと考えます。しかし、高齢になれば身体機能が衰え、さまざまな疾患にもかかりやすくなります。

認知症発症のリスクが年齢とともに上がるのは、いたしかたないことと言えますが、正しい認知症予防の方法を知り、日々実践すれば、発症のリスクを下げることができます。

最近、「言葉が出づらくなっていないか」チェックしてみよう

人間の脳はバランス良く使えば長持ちする

認知症予防のカギは「毎日を面白がる」こと

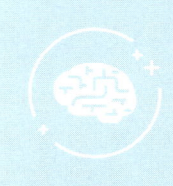

会話で脳の働きを計測できる

ロボット開発と認知症予防研究に取り組むまで

私がどうして認知症予防と関わることになったのか、ここで少しお伝えしようと思います。大学時代、私は地雷除去ロボットに関心を持っており、卒業論文のテーマにしたかったのですが、研究室では扱っていませんでした。「柔らかいロボット」ならば研究が可能とのことで、折衷案として選んだのがもぐらロボットでした。

しかし、これは中途半端なものになってしまい、その反省を踏まえて大学院では「未来のロボットを作る」プロジェクトのもと、「とても柔らかいゲルロボット」の研究に携わりました。大学院卒業後もこうしたロボットの研究を希望していましたが、柔らかいロボットが研究分野となるより10年以上早く、世界中を探しても扱えるラボがまだなかったため、駆け出しの研究者としては研究テーマを変えざるを得ませんでした。

その後、東大の特任助手として所属した研究科では、人工筋肉から人間の筋肉へ対象を変えて、人間の筋肉の制御の仕組みについて研究しました。そこで、筋肉を動かすのは神経であるという事実に改めて気づき、人間の脳神経の働きをコンピュータの中で再現する研究を開始しました。

特任助手期間を経て、東大講師となり、その後の5年半、東大助教授、准教授として、世の中のさまざまなサービスを工学的に扱う研究を目指し、初めて自分の研究室を主宰。これが２００６年のことです。

社会で今必要とされ、今後もずっと必要になるサービスは何だろうと考えたとき、頭に浮かんだのが認知症の問題です。日本の高齢化率が毎年１％ずつ上がるタイミングでもあり、「**認知症を防ぐサービスを工学的に作ろう**」と考えたのです。

「会話」にはポテンシャルがある

「認知症を防ぐサービス」といっても、サービスの手段までは決め切れていませんでしたが、ある仮説が頭の中にありました。

私の祖母は認知症でした。施設を訪ねた際、祖母の様子にショックを受けましたが、発症当時私は大学3年生でしたので、ただ見守るしかありませんでした。「認知症を防ぐサービス」のアイデアが浮かんだとき、ヒントになったのが祖母とのやりとりだったのです。

話がしたい相手とコミュニケーションが取れないという状態は、とてもつらいものです。祖母は、孫の私が誰かもわからず、話をしても堂々巡りでした。ですが、それまでの会話の中での発言をヒントに、祖母が思い出せそうなことに関する質問をすると、いつもと違う話を引き出すことができました。さらに、アルバムに見つけた祖母の古い写真を見せたところ、自分が着ていた着物の色、写真館で撮影したときの様子やそのときの気持ちなどを急に語り始めたのです。

そこで出てきた話に沿って質問し、会話を進めると、それまで聞いたことがない話を聞くことができました。**写真と会話が刺激となって祖母の頭の中で変化が起こり、次々と言葉があふれ出てくるようでした。会話により、自分からは取り出せない記憶を、周囲からの働きかけで引き出すことができるのです。**

こうした私自身の経験と学術的見地から、

「**会話には認知症予防につながる何かがあるはずだ**」

と考えたのです。

そして、この仮説に基づいて、認知症を防ぐサービスを構築しながら、その機序を明らかにしようと決めたのでした。

脳はハードウェア、会話はソフトウェア

高齢になると見られる会話の特徴があります。たとえば、同じ話や昔の話を繰り返すことが挙げられます。会話の相手が話の内容を変えたとき、文脈の変化に気づかずにまだ前の話や自分の話ばかりするなど、頭の中の切り換えが難しくなる現象もあります。そもそも、言葉が出てこなくなる、言葉の数や種類の減少も顕著です。

こうした特徴が現れるのは、「脳の状態」と大きく関係します。

脳科学の観点から言えば、「**脳の状態が悪くなったら上手に会話できなくなる**」のは、ほぼ正しいと思って良いでしょう。「脳の状態が悪い」とは、脳が萎縮したり、一部の神経細胞がなくなったり、神経ネットワークのつながりが変化して、認知機能が下がった状態を指します。認知症の初期では、会話をすることができますが、進行すると、会話が難しくなります。

図表1-2　会話に用いられる語彙の豊かさから認知機能を推定

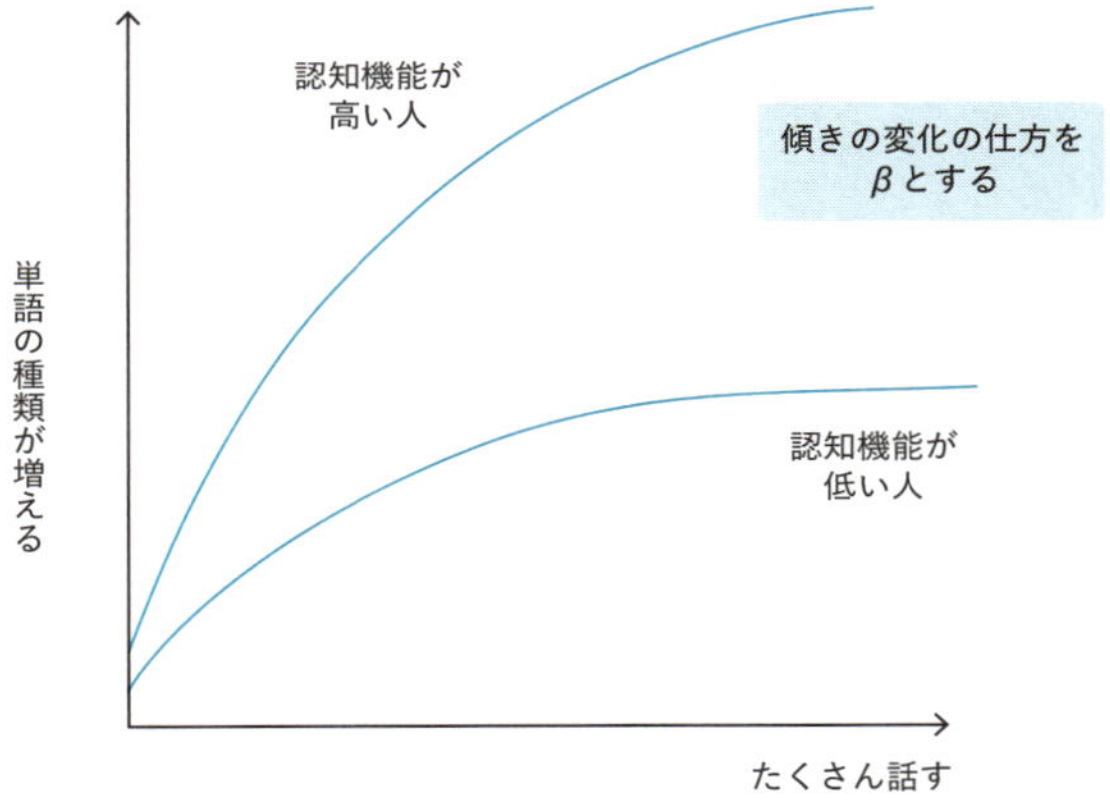

・認知機能が下がると同じ発言を繰り返すため、たくさん発言しても使われる単語の種類が増えない

出典：Abe MS, Otake-Matsuura M (2021) Scaling laws in natural conversations among elderly people. PLoS ONE 16(2): e0246884. https://doi.org/10.1371/journal.pone.0246884

ですから、**会話を聞けば、その人の脳の状態がある程度わかります。**

高齢者のグループ会話の録音データを解析し、会話で使用された単語数に対する単語種類数の増え方の傾向を調べたところ、会話の中で、たくさん話すほど使われる言葉の種類が増える人は、認知機能が高いことがわかりました（図表1－2）。たくさん話しても、使われる言葉の数が少ない人は認知機能が低い

図表1-3 語彙の豊かさと関連する脳の状態

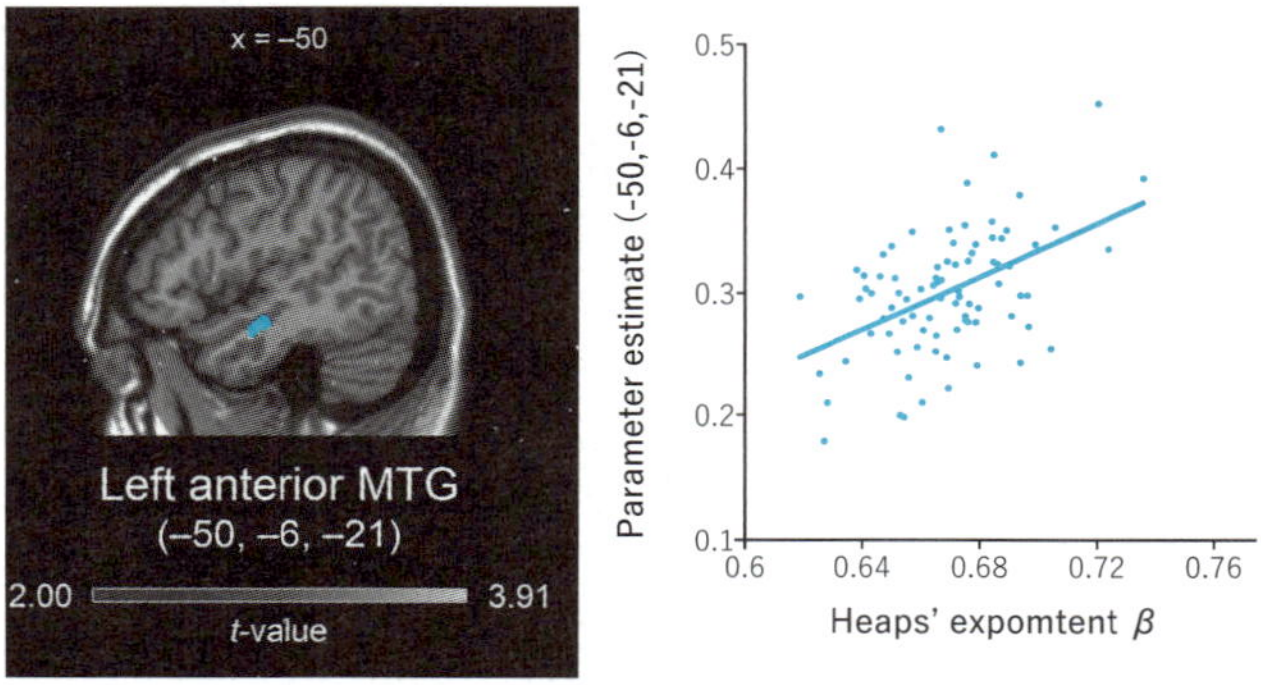

βが大きい人ほど、言葉の意味の理解に関わる脳の部位の体積が大きい

出典・Hikaru Sugimoto, Masato S. Abe, Mihoko Otake-Matsuura,Word-producing brain: Contribution of the left anterior middle temporal gyrus to word production patterns in spoken language,Brain and Language,Volume 238,2023,105233,ISSN 0093-934X,（https://www.sciencedirect.com/science/article/pii/S0093934X23000123）
・https://creativecommons.org/licenses/by-nc-nd/4.0/

のです。これは、認知機能が下がると、一度発言したことを覚えていないため、同じ発言を繰り返してしまうためです。

傾きの変化の仕方をβと表したときに、βが大きいほど頭打ちにならず、たくさん話すほど使われる言葉の種類が増えてきます。

また、βが大きい人ほど、言葉の意味の理解に関わる脳の部位（左中側頭回前方部）の体積が大きいことがわかりました（図表1－3）。

脳がハードウェアだとすると、会話はソフトウェアです。メカニカルに考えると、ソフトウェアはハードウェアの状態を反映します。会話を、ここで挙げた解析方法を含め、さまざまな角度から分析することによって、認知機能の状態や、その基盤となる脳の状態を読み取ることができる場合があります。

もちろん、会話にはさまざまな要因が影響しますので、認知機能や脳の状態以外の情報も含まれますが、計測や解析の工夫で、注目している機能や状態をある程度推定することが可能です。会話で、脳の働きを計測できるのです。

- 会話の中で、たくさん話すほど使われる言葉の種類が増える人は、認知機能が高い
- 会話の解析によって、認知機能と脳の状態がある程度わかる

認知機能を育む会話支援手法「共想法」

加齢で「相手から見える世界」が想像できなくなる

私たちは、毎日何気なく日常会話をしていますが、それは脳がさまざまなシチュエーションに対応し、休むことなく働いてくれているからです。

仕事でトラブルが起きたとき、担当者から事情を聴き取って一緒に対応策を考える。初対面の人と新しいプロジェクトについて打ち合わせをする。友人と遊びの計画を立てる。このようなとき、脳の中では、相手の話をよく聴いた上で、自分の意見を考え、相手に伝えるといった処理がなされています。相手からフィードバックがあれば、それに対して、また聴き、考え、伝えるといった作業を重ねていきます。

こうした会話が成り立つとき、私たちは**会話を通じて「相手から見える世界」を想像しています**。相手は自分という人間とは違う視点でこの世界を見ているということを想像するのは、相手が提供した情報を正しく処理するだけでなく、相手の置かれている立場や状況まで考慮するということです。もちろん、相手の感情に寄り添うということも含まれます。これには、認知機能を必要とします。

このため、認知機能が衰えると、自分の視点からしかものごとを思い描けなくなることが増えます。相手がどれだけ言葉を尽くしても、適切に情報をキャッチするのが難しくなり、そもそも相手の言葉を聴き取る能力が落ちるので、一度聴いただけでは話の内容が捉え切れないということも起こりがちです。

会話を通じて相手から見える世界を想像するのは、会話を通じて脳の使い方を工夫することに他なりません。日常会話をいつも全力で行っていたら、私たちは疲れてしまいます。でも、ちょっとした工夫によって脳の使い方をより良くできないだろうか。そう考えて発案したのが「共想法」です。

工学的アプローチから生まれた「共想法」

ここで、共想法の手順について説明します。

共想法は、数人（4人から6人ほど）が集って行うコミュニケーションで、1対1や遠隔での実施も可能です。この共想法は、二つのルールによって定義されます。

ルールの一つ目は、あらかじめ設定されたテーマに沿って、参加者が写真と話題を持ち寄ること。

ここで言うテーマにはさまざまあるのですが、たとえば「好きなものごと」「季節の楽しみ」「10分歩いて見つけたもの」などです。参加者は共想法実践当日までにテーマに沿った写真を撮って、準備します。

ルールの二つ目は、参加者が「話す」「聴く」「質問する」「（考えて）答える」順序と持ち時間を設定すること。

まず、1分間で自分の写真について話をします。

参加メンバーが撮った写真が、1枚ずつ順にモニターに映し出されます。写真1枚につき一人1分間で写真について考えたことや感想を話し、他のメンバーは話をよく聴いて、質問を考えます。

次に、1枚の写真につき2分間、他のメンバーが順番に質問し、話し手はその質問に答えていきます。

このルールにのっとって会話を進めるわけですが、進行役を担うのが会話支援ロボット「ぼのちゃん」です。

ぼのちゃんは、参加者全員からよく見える、まさに司会者の位置に置かれ、全体を仕切ります（写真参照）。参加者が一人ずつ1分間で自分の写真について話すときは、「○○さん、写真についてお話しください」と促し、1分間経つと「□□さん、写真についてお話しください」と、話の途中であっても次の人の時間であることを伝えてどんどん進めていきます。前もって参加者の名前や写真などのデータをシステムに入

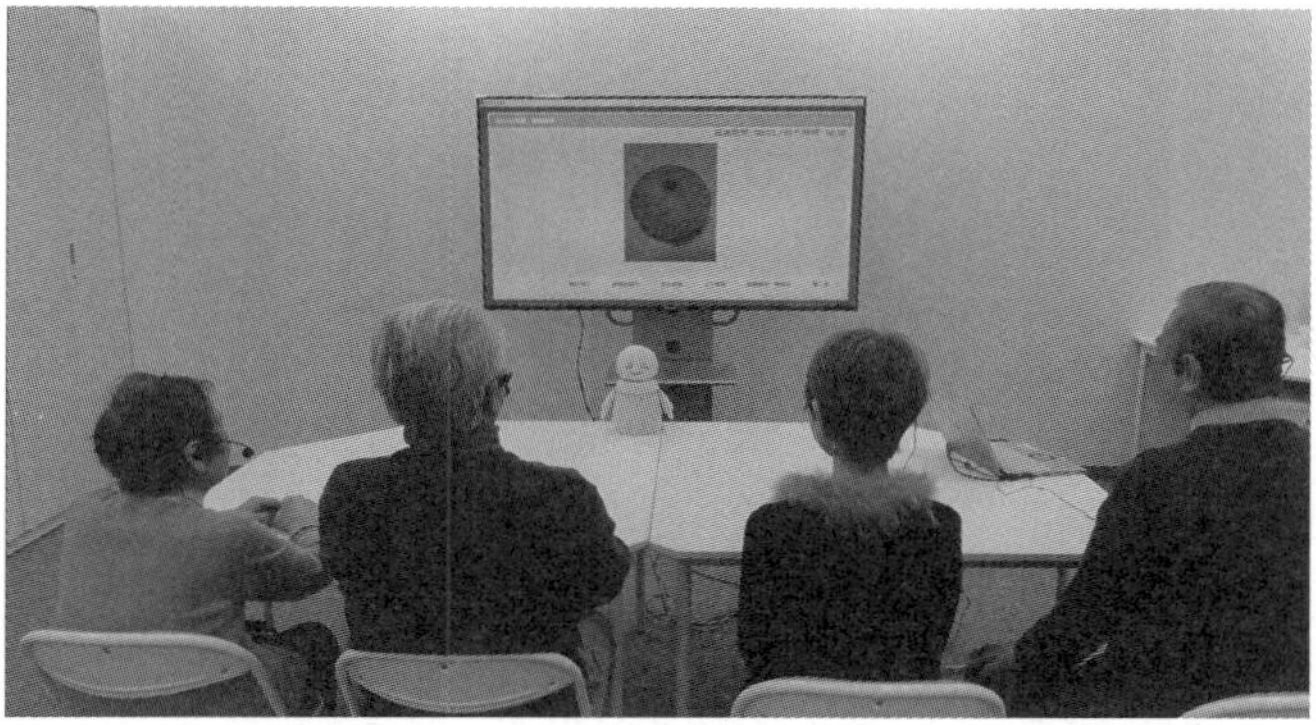
共想法に取り組む高齢者たち。かわいらしいロボット「ぼのちゃん」が司会進行を務める

力しておくので、あとはぼのちゃんが自動で進行してくれるというわけです。

ルール二つ目「順序と持ち時間」の管理を、ぼのちゃんが自動で行ってくれるので、話が長い人がダラダラと話し続けることを防げます。一人ずつの発話量を計測していて、話していない人を把握できるので、質問の時間帯になかなか口を開けない人がいたら「△△さん、いかがですか?」と発言を促してくれます。一人あたり写真1枚、4人で共想法形式の会話をするときの流れを図表1-4に示します。

図表1-4　共想法のやりとり例

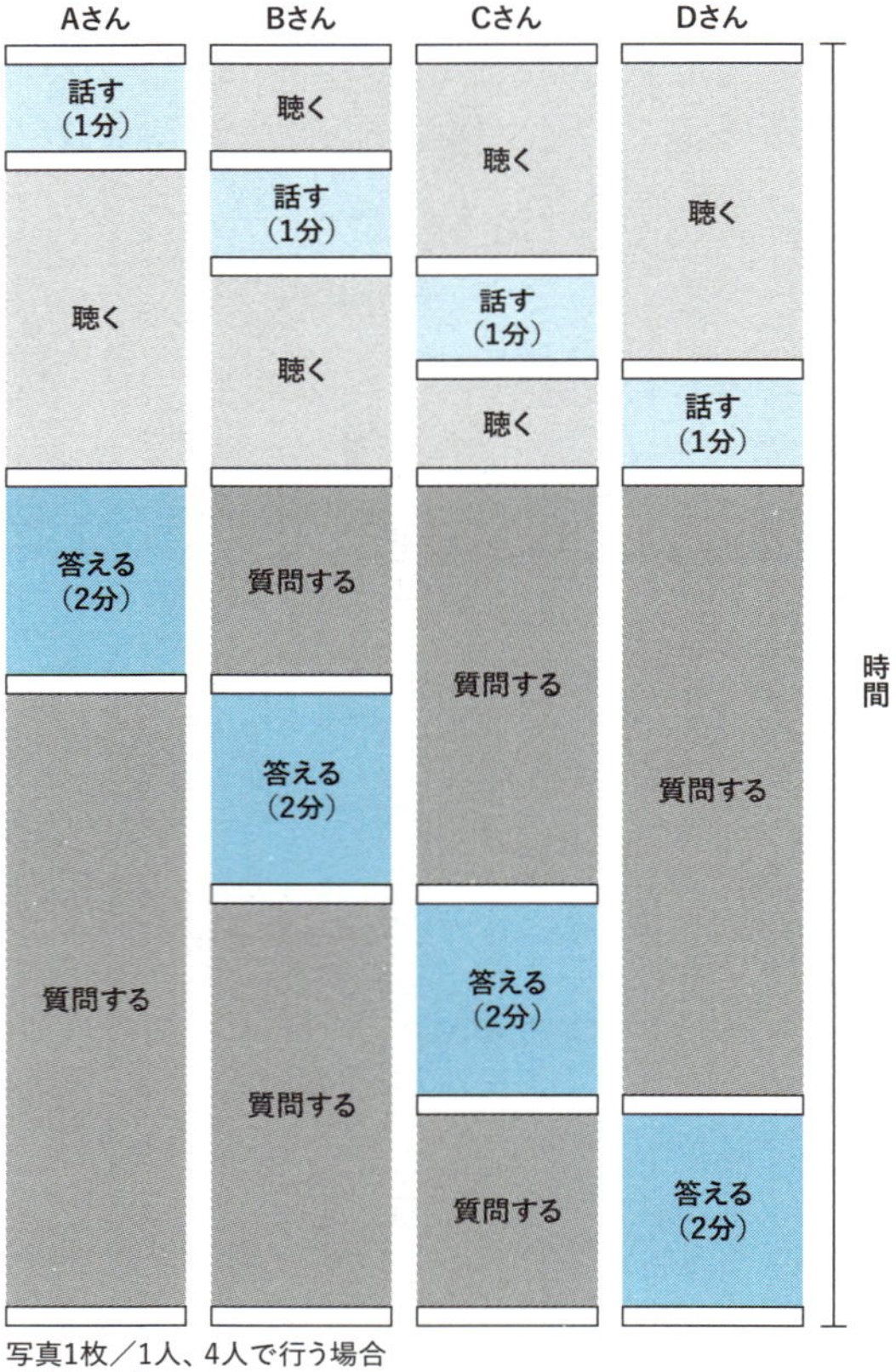

写真1枚／1人、4人で行う場合
・話す：1分
・聴く：3分
・答える：2分
・質問する：6分

図表1-5　認知機能の低下を防ぐ「共想法」で行うこと

認知機能が下がると…	共想法で行うこと
自分が話したい話ばかりする。	テーマに沿って話をする。
時間を気にせず、延々と話す。同じ話を繰り返す。	時間内にわかりやすく話す。
相手の話を聞いて、思いついたことを話す。	話を聴いて、理解して質問する。
カメラの操作の仕方など、手順がわからなくなる。	テーマに沿った写真をカメラやタブレットを操作して撮る。
少し前に聞いた話を忘れる。	少し前に聴いた話を思い出す。

出典：「老化防止と認知症予防に役立つ！共想法ガイドブック」（NPO法人ほのぼの研究所）

今すぐできる脳の使い方の工夫

加齢にともない誰にでも起こりうる認知機能の低下を、脳の使い方の工夫でなるべく防ぐことが、共想法で目指す認知症予防です。認知機能が衰えないように共想法で行う行動を図表1－5にまとめました。

たとえば、認知機能が下がってくると、「相手の話を聞いて、思いついたことを話す」ことが増えますが、共想法では「話を聴いて、理解して質問する」ことで、脳の使い方が自然に変わってきます。いろいろな人たちと関わり、多様な話題に触れる会話を行うことで、脳内ネットワークが強化されていくのです。共想法のルールに沿うことで自然に行われる脳の使い方の工夫は、意識すれば、日常会話の中に今すぐ取り入れることが可能です。

日常会話ですぐに取り入れられるのは、**「テーマを決めて、お互いの考えを聴く会話」**をすること。そんなことは当たり前と思われるかもしれませんが、テーマを決めることによって、そのテーマに対する考えの違いや共通点が明らかになり、参加者は、自分の視点を知り、視点を広げることが可能になるためです。このようにして、これまで気づけなかったことに気づけるようになり、新しい気づきが得られます。**「新しい気づきが得られる会話」**で、脳のいろいろな場所を使うことができます。

共想法には二つのルールがある

・ルール①

あらかじめ設定されたテーマに沿って、参加者が写真と話題を持ち寄る

・ルール②

参加者が「話す」「聴く」「質問する」「（考えて）答える」順序と持ち時間を設定して行う

寿命より前に認知機能をゼロにしないカギが「言語能力」

認知機能が低下しているとき、脳はどう変化しているのか

認知症になると、会話をはじめとする社会生活に必要な認知機能が衰えていきます。

認知症の原因疾患の第一位であるアルツハイマー病は、脳の変化によって、身体的にも知的にもさまざまな能力が低下していきます。

脳の神経細胞の変化には三つあります。それぞれ神経細胞の①外部、②内部、③数、の変化です。

①の、神経細胞外部の変化として、アミロイドβという物質が、細胞よりも大きい

塊の状態で、神経細胞の外に存在するようになります。これは、老人斑と呼ばれ、老人斑が多い状態になると、周囲の神経細胞同士のネットワークを邪魔します。

②の、神経細胞内部の変化としては、リン酸化タウと呼ばれる物質が、異常な線維として細胞内部に蓄積し、機能不全に陥ります。

③は、①と②の症状が進行すると、神経細胞内外に異常な物質が蓄積した状態となり、神経細胞が死滅し、神経細胞の数が減り、ひいては脳全体が萎縮します。

しかし、**これらの神経細胞の変化にもかかわらず、認知機能が保たれる場合がある**ことが、修道女を対象にした研究（ナン・スタディ／Nun Study）で、彼女らの死後、脳を解剖することによって明らかになりました。

疫学研究者のデヴィッド・スノウドン博士が、１９００年代半ばから後半にかけ、アメリカのノートルダム教育修道女会に所属するシスター６７８人の生前の生活歴や病歴と死後の脳の解剖学的な初見を対比し、認知症の原因疾患の第一位であるアルツハイマー病との関連を解明しました。スノウドン博士の研究は、脳と認知機能の間の新たな関係を明らかにするものとして注目を浴び、研究の軌跡と結果は、『100歳の美しい脳』（DHC）として書籍にまとめられています（2018年に普及版）。

アルツハイマー病の病理変化があっても認知症の症状が現れない脳がある——？

ナン・スタディに参加した修道女は、身体機能と精神機能の標準的な検査を受けます。年に一度受けるシスターもいれば、数年おきに一度のシスターもいたようです。高齢になり病気を患った人、だんだんと認知機能が衰えていった人、それぞれに人生がありました。

修道女たちの死後、脳はホルマリン漬けで保存され、顕微鏡検査にかけられました。多くの修道女たちの献身によって、スノウドン博士ら研究者は、認知症を患うと脳にどのような変化が起こるのかを分析することができたのです。

忍耐と集中力が求められる緻密な検査を繰り返すうち、スノウドン博士らは驚くばかりの脳の姿を見ることになりました。それは、生前に認知機能がしっかりと保たれていた修道女たちの脳でした。そのうちの一人であるシスター・バーナデットは、80代半ばで受けた数回の検査の成績はいずれも高得点で、知的能力に問題はなく、日常生活を送る上での介助も全く必要がありませんでした。

しかし、死後、脳を解剖してみると、「**アルツハイマー病にかかっていたとしか言いようのない変化が脳では起こっていた**」というのです。認知症に深く関与し記憶を司ることで知られる海馬と新皮質には、神経細胞の内部に異常な線維のからまりがたくさんできていました。そしてそれは、脳の広範囲にわたっていました。

この修道女について、スノウドン博士は次のように書いています。

「シスター・バーナデットは実に極端な例だった。新皮質にはプラークと神経原線維変化がたくさんできていたのに、その部分の働きはほぼ無傷で保たれていたのだ。まるで彼女の新皮質には、理由はどうあれ強靭な抵抗力があるかのようだった。シスター・バーナデットのような例を、私たちは『逃げおおせた人』と呼ぶようになった。

図表1-6　寿命までに認知機能が生活に必要なレベルを下回らなければ

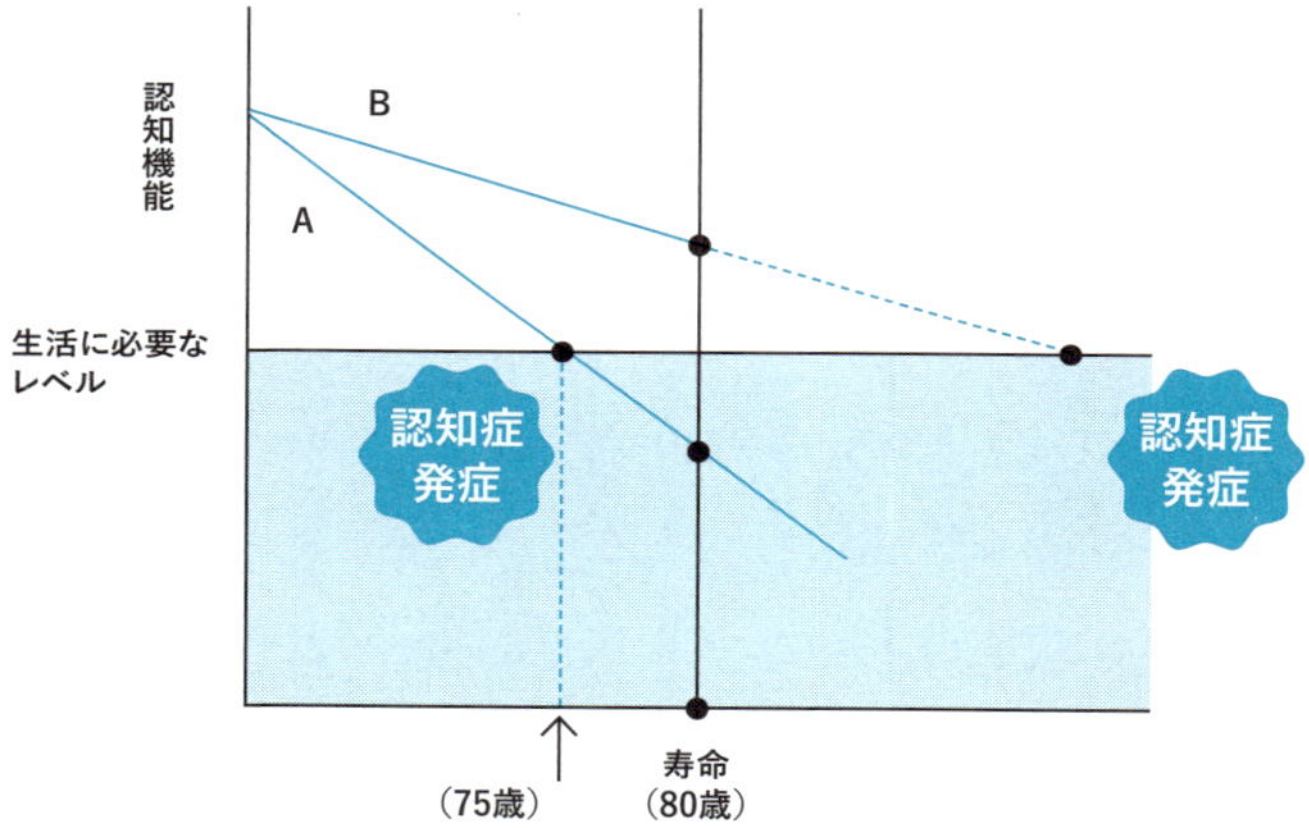

・寿命を迎える前に認知機能が生活に必要なレベルを下回ると、認知症発症となる（A）
・寿命までに認知機能が生活に必要なレベルを下回らなければ、発症とならない（B）

症状が表に現れるより早く、寿命が尽きた人のことである」

寿命より前に認知症が発症しなければ、充実した人生を送れる。つまり、年齢を重ねても、脳に「理由はどうあれ強靭な抵抗力がある」ならば、人生の晩年をイキイキと生き切れるというわけです（図表１－６）。

イメージしてみてください。脳に１００本の神経がつながって正常に機能しているとして、それが50本に減ったぐらいであれば、少々動きが鈍くなるとか、物覚えが悪くなる程度ですむかもしれません。でもそれが10本に減ったらかなりの不具合が起こるでしょう。さらに5本になり、1本になり……と減っていっても、「1本でも残っているか」「0になるか」の間には、大きな差があります。

0にならず「逃げおおせた人」になるためにできることは、

もともとの神経細胞同士のつながりの数を増やす
神経細胞同士のつながりの数を減らさない工夫をする

この2点でしょう。

「逃げおおせた人」は言語能力が高かった

ナン・スタディでは、神経細胞同士の必要なつながりの数が0にならず「逃げおおせた人」とそれでない人を分ける重要なカギが、「**言語能力**」にあると示唆しています。

修道院には、修道女となる際、出家の決意についての作文を提出する決まりがあるそうです。修道女が修道院に入った当時の知的な初期状態を把握するため、ナン・スタディでは、その作文の言語的な特徴を分析し、後の認知症発症率との相関を調べました。

スノウドン博士の共同研究者である老年言語学者のスーザン・ケンパー博士によると、言語特徴量の中でも、意味密度という指標から推定される言語能力と、高齢期の認知症発症率の間には、相関関係がありました。

私も、共想法を中心とした会話による認知活動支援の研究を進める中で、**その人が持つ会話の言語的な特徴が認知機能と関係することに注目してきました**。そして、会話を軸に、「する」と良いことを確実に「する」工夫がどんどん具体的なアクションとして蓄積されてきました。そのノウハウを3章でお伝えいたします。

- 認知機能を保つ生活習慣があれば、認知症の原因疾患を患ったとしても症状が表に出る前に天寿を全うできることがある

- 晩年をイキイキと過ごせる人の大きな特徴の一つが、言語能力の高さ

早めに始めたい脳の老化対策

脳をサボらせる生活習慣を見直す

厚生労働省の調査により、95歳以上の日本人の約8割が認知症になっているというデータが報告されています。日本の高齢化がこれからさらに進んでいけば、認知症は重要な社会課題になるでしょう。その社会課題である認知症を予防する取り組みが求められています。

生きているうちに脳の機能が危険水域を下回らないために、あの手この手で底上げ

図表1-7　認知症有病率

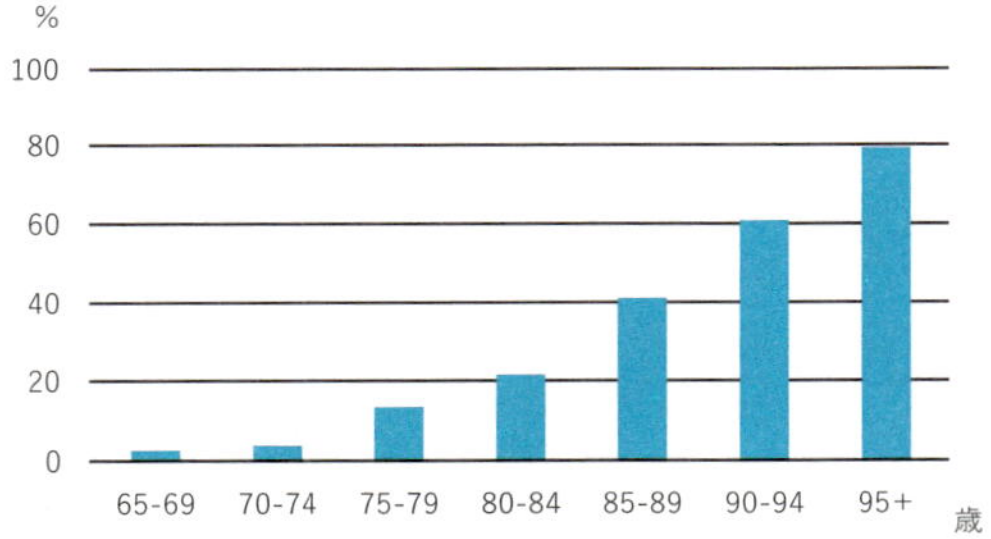

95歳以上の日本人の約8割が認知症になっている

出典：厚生労働科学研究費補助金認知症対策総合研究事業「都市部における認知症有病率と認知症の生活機能障害への対応」（平成21〜24）総合研究報告書より作成

し、落ちるスピードを緩やかにしていこうというのが、今の認知症予防の考え方です。認知症への坂道を下るにしても、人によってスピードに違いがあります。ですから、会話の他にも、食事、運動、睡眠、趣味、好奇心の持ち方などさまざまな面からアプローチしていく必要があります。

そう考えると、手を打つのは少しでも早いほうが良いのです。

ただ、あれもこれもと常に頭をフル回転させていると疲れてしまいます。ですからたまには休むのは良いのですが、**脳をサボらせるのがクセになっているのは問題です**。また、何がサボることになるのかを、知らない人がほとんどかもしれません。

脳をサボらせるというのは、怠けたりだらけたりすることだけとは限らないのです。仕事に関してはとことん知恵を絞るけれど、それ以外のことは大事ではないと思い込んでいるのも脳をサボらせているのと同じです。思考停止に陥っているからです。

脳が「これは見ない」と決めたら、その情報は全く入ってこないように脳はできています。反対に、「見るぞ」と思えば、しっかりと頭に入ってきます。自分が無意識に行っている言動や習慣によって、脳がどんどん衰えているとしたら……？

将来が非常に危惧されます。

40代、50代から始めたい認知症予防

そこで、できるだけ頭が柔らかいうちに、あの手この手で工夫を凝らしながら生活していくことが大切になってきます。

共想法を実践する中で、現在の高齢者の定義である65歳よりももっと早い時期から、認知症予防を意識して、加齢対策を進めることが有効であると、切実に実感するようになりました。認知症予防、そして、その土台となるフレイル予防には、運動が有効ですが、運動を安全にできる状態にない高齢者が多いのです。

特に女性は、70代後半になると、二人に一人は骨粗しょう症を発症しているとされ、実際に、高齢者を対象に認知症予防の取り組みをしていると、転んで大腿骨を骨折したり、手首を骨折したり、重いものを持ち上げて背骨を複雑骨折して背骨が曲がったままになったりする人が後を絶ちません。

骨密度低下は、40代後半から50代の間に急速に進み、その後も減り続けて、70代以降になると、ついに生活に支障が生じるほど、骨密度が低い状態になり、問題が顕在化するのです。

認知症も同様で、認知症の原因疾患の第一位であるアルツハイマー病も、神経変性は発症の20～30年前から始まり、20～30年かけて症状が顕在化するとされます。

このことから考えると、**認知症予防の当事者は、高齢者だけでなく、その前の世代**

の40代、50代も含まれます。今、バリバリと仕事をしているビジネスパーソンも、中高年世代に入ると、男性も女性も身体的な変化に見舞われます。

体力だけは自信があると自負して仕事や生活のあらゆる面で力を発揮してきた人も、急にガクッと無理が利かなくなったり、病気やケガをしやすくなったりします。見た目にも、しみやしわ、たるみ、白髪が気になるようになります。身体的な変化だけでなく、生活の中に楽しみを見つけるのが難しくなったり、新しい環境に身を置くことが億劫になったりするなど、変化の多い年代です。

そのことに気づいて、生活の仕方を工夫する40代、50代の人から、衰えていくだけの「高齢期」ではなく、人生を豊かに生き抜く「幸齢期」へとシフトチェンジしていけるのだと思います。

☑脳の機能が危険水域を下回らないように、あの手この手で底上げをはかるのが今の認知症予防の考え方

☑脳をサボらせていると、衰えが早く進む

☑身体的にも精神的にも変化が生じやすい40代、50代から認知症予防を始めたい

第2章

「六つの工夫」で脳が長持ち

知的活動と社会的交流で長持ち脳を創る

健康は習慣で作られる

本章では、脳を長持ちさせる「六つの工夫」について各項目で解説していきます。

認知症とは脳や身体の疾患を原因として、記憶・判断力などの障害が起こり、社会生活が送りづらくなった状態を指します。現在、95歳以上の約8割がなるとされる病気です。

病気には、必ず**予防方法**があります。生活習慣病の多くにも、毎日こんなことをすると良い、反対に毎日こんなことをしていると良くないという習慣があります。です

図表2-1　歯がない人の割合

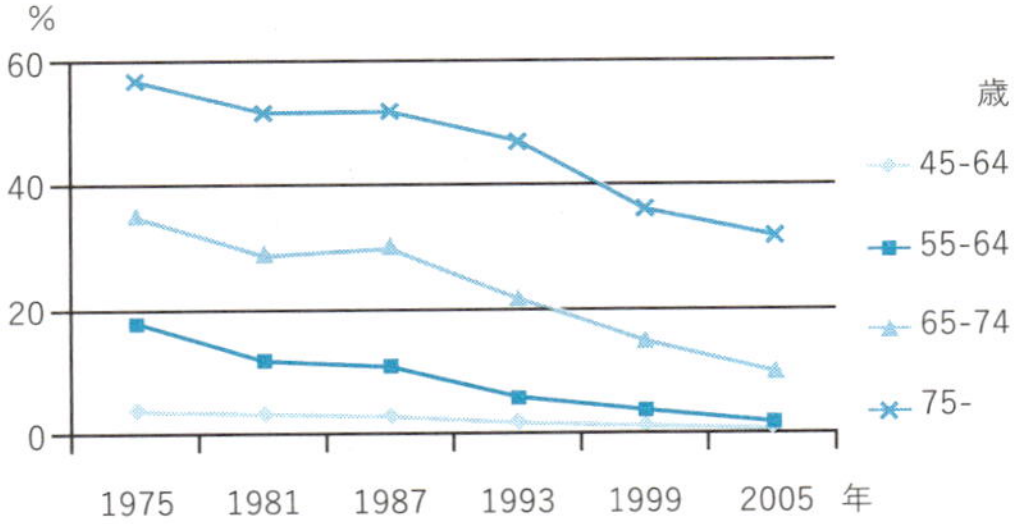

・1975年：55〜64歳の約5人に1人は歯がない
・2005年：55〜64歳の2%、30年で10分の1に減少した

出典：『解説平成17年歯科疾患実態調査』（口腔保健協会）

から、**良い習慣を増やし、悪い習慣を減らしていくと**、病気にかかる確率を下げることができ、大きな予防効果が期待できます。

歯の健康を保つための「８０２０運動」をご存じの方は多いでしょう。80歳になっても自分の歯が20本以上あれば、食生活に満足でき、食べる楽しみを長きにわたって得ることができます。そのために正しい歯磨きの方法を知り、習慣化していきましょうという運動です。

この８０２０運動によって歯磨き習慣が定着したことで、高齢になっても自分の歯で食生活を楽しめる人が増えました。

実際１９７５年の日本で、55歳から64歳の人の約20％、つまり約５人に１人は歯がない状態でした（図表２－１）。それが２００５年には２％に減り、30年で10分の１ほどに減少しています。

私たちは毎日を心地よく、元気よく過ごすために、さまざまなことを生活の中で行っていますね。食事の後には歯を磨く。髪を洗い、清潔にして、伸びたら切って整える。爪も伸びっぱなしでは不衛生なので切る。

では、脳には何をしたら良いのでしょう？

認知症に対して予防につながることを何もしていないのは、**歯磨きをせず総入れ歯になるようなもの**です。

認知症を予防する二つのアプローチ

認知症は、早いうちから適切な予防を始めることで、発症の確率を劇的に減らすことが期待できます。その予防には、次の二つの方法が考えられます。

生理的アプローチ：脳と身体の老化を遅らせる

認知的アプローチ：脳と身体が老化しても認知機能低下を遅らせる

「脳と身体の老化を遅らせる」には、食生活や運動により「**生理的要因**」にアプローチします。老化の三大要因は、酸化、糖化、慢性炎症です。これらの現象は、認知症の原因疾患であるアルツハイマー病と脳血管障害を引き起こす確率を上げることから、酸化、糖化、慢性炎症を抑える食生活や運動をすることが、老化を遅らせ、認知症を発症する確率を下げることにつながります。

具体的には、ウォーキングや水泳などの有酸素運動を行ったり、野菜や果実、魚を食べる頻度を増やしたり、ワインをたしなむなど抗酸化作用がある食べ物や飲み物を摂ったりすることが挙げられます。

食生活の改善と適度な運動によって代謝を促し、認知症発症の主な原因疾患である脳血管障害やアルツハイマー型認知症の病理的兆候の一つであるアミロイドβタンパク質の沈着を抑えます。

認知症予防のもう一つの方法である「脳と身体が老化しても認知機能低下を遅らせる」とは、知的活動や社会的交流により「**認知的要因**」にアプローチするやり方です。たとえ脳と身体の老化が進み、脳血管障害やアルツハイマー型認知症の病理的兆候が脳に見られたとしても、脳の中の神経細胞同士のネットワークを保つことで、認知機能低下を遅らせます（図表2-2）。

認知機能を発揮するために必要な神経ネットワークを保つには、その神経ネットワークを必要とする活動をすることが有効です。体験したことを覚えておく活動、洗濯しながら料理をするなど二つ以上のことを同時進行する活動、計画や段取りを考えて実行する活動といったことが、知的活動に挙げられます。

これらは、加齢とともに低下しやすく、認知症を発症すると著しく機能低下して、日常生活に支障をきたすものの、活用することで向上することが知られている種類の認知機能を活用する活動です。

人とのつながりが多い人は、少ない人と比べて、認知症を発症する割合が低いという研究があります。人との交流の中で、低下しやすい認知機能を活用する機会がより

図表2-2　認知症の予防

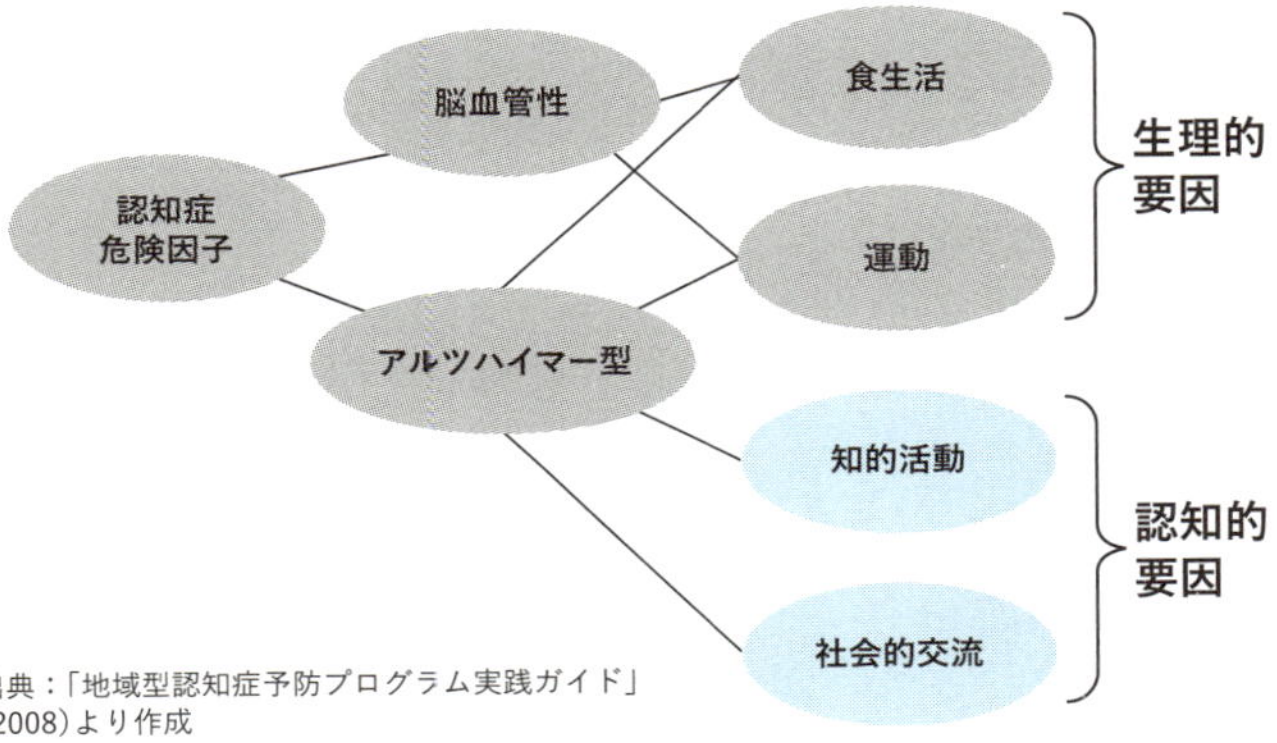

出典：「地域型認知症予防プログラム実践ガイド」（2008）より作成

多く得られるためと考えられます。

ただし、人との交流の仕方には個人差が大きいので、人との交流がすべて認知症予防につながるとは考えられないのです。認知症予防につながる人との交流の条件を明らかにすることは、筆者がまさに研究として取り組んでいることです。本書では、その最新の知見をお伝えします。

歯の健康を保つために毎日歯磨きをするのと同じように、「脳を磨く」方法を知り、日々実践することが、将来を変えると言って良いでしょう。「脳と身体の

老化を遅らせる」活動については、多くの書籍が出版されていることから、他書に譲り、本書では、

「脳と身体が老化しても認知機能低下を遅らせる」活動について、次項目で具体的に見ていきます。

認知症を予防する二つのアプローチ

「生理的アプローチ」
=脳と身体の老化を遅らせる活動をする

「認知的アプローチ」
=脳と身体が老化しても
認知機能低下を遅らせる活動をする

脳と身体が老化しても
認知機能低下を遅らせるには、
「知的活動」と「社会的交流」が大切

「三つの認知機能」を活用しよう

ルーティンを壊してみる

「脳と身体が老化しても認知機能の低下を遅らせる」には、認知的アプローチが大切になってきます。

健康やダイエットのために、ウォーキングを生活習慣に取り入れているとしましょう。スマートウォッチや万歩計で記録をとると励みになり、継続にもつながります。健康な体を手に入れることが目的ならそれも良いのですが、認知機能をさらに活用するために日々の行動を見直してみましょう。

ウォーキングの時間帯やコースを決めている場合、このやり方には習慣づけやすいというメリットがあります。ですが、自分の中の決めごとがある場合は、いったんそれを取っ払ってみて、「さて、今日はどこを歩いてみようか」と真っさらな気持ちになって計画を立ててみます。

2キロ先の公園まで決まった道を往復するのが定番コースなら、今まで歩いたことのない道を選んでみるのも良いでしょう。地図を見て別の公園や目的地を探してみると、新しいウォーキングコースを開拓できます。そうすると、偶然見つけた無人野菜販売所が新しい目的地に加わるようなことも起こります。天気や季節によって歩く時間帯を変えれば、その前後の段取りが変わります。

このように、面白そうなところへ行く計画を立て、実行することで、「**計画実行機能**」が活用できます。ウォーキングをこなすことに必死で、行って帰るだけの習慣よりも、認知機能活用の強度は段違いです。

面白い話を見つけることで三つの認知機能を使おう

この計画実行機能の他にも、機能低下しやすい認知機能を活用するアプローチがあります。「三つの認知機能」を活用するのです。

脇目もふらずにウォーキングするのに比べ、脇見をしながら周囲を観察して、季節の変化や面白いできごとを発見できないか意識して歩くと、二つ以上のことを同時に行うために必要な認知機能である、複数のことに注意を向ける「**注意分割機能**」を活用することにつながります。

歩く道が変われば、目に飛び込んでくる情報も変わります。歩きながら発見したことを覚えておけば、誰かに話せますし、ブログや日記に書けます。感情がともなえばともなった分だけ、記憶に残りやすくなります。このようにして意識的に残す体験を日常会話の中で話題にすることで、体験に関する記憶、すなわち「**体験記憶**」が活用できます。

今挙げた三つの認知機能と、面白い話を見つけるときの活動との対応をまとめると、次のようになります。

・**「計画実行機能」**
面白そうなところに行く計画を立て、実行する
・**「注意分割機能」↑二つ以上のことを同時に行う**
行動しながら周囲を注意深く観察して、面白いことに気づく
・**「体験記憶」**
面白いことがあったら覚えておき、人に伝える

加齢とともに低下しやすく、認知症を発症すると著しく機能低下して、日常生活に支障をきたすため、底上げが必要な認知機能である、「計画実行」「注意分割」「体験記憶」。この三つの機能を活用していると、話題は身の回りにあるはずなのに思いつかないということが減り、会話の密度も増すのです。

興味深いのは、聴覚、バランス感覚など、加齢とともに下がり、その機能を活用しても、向上しない種類の能力が存在することです。一方、ここで挙げる**三つの認知機能は、活用するとそれぞれが機能向上する**ことが知られています。

目の前の誰かと会話をするシチュエーションで、話題を見つけるのは簡単なことではありません。初対面ならもちろんのこと、相手が毎日顔を合わせている会社の上司や部下だからと言ってラクかと言えばそんなことはないでしょう。

「もう少し気の利いた会話ができれば良かった」「うまく話せなくて相手に気をつかわせたかもしれない」「いつも後になってから話せば良かった話題を思い出す」といった後悔を、経験した方がいると思います。

この三つの機能を使う活動は、面白い話を見つけることに含まれていて、**会話で脳を長持ちさせるためのタスク**でもあります。これらの機能をバランス良く活用するよう、会話にルールを加えて設計したのが、会話支援手法である共想法なのです。

「何を」「どう行うか」で将来の認知機能に差がつく

先に紹介したナン・スタディで、シスターたちが出家の際に提出した作文の分析など、言語分野を研究したスーザン・ケンパー博士の興味深い研究があります。

その研究は、「歩きながら話す」という行為を高齢者層と若年層で比較したものでした。ケンパー博士によると、「歩き」ながら「話す」という二つのことを同時に行うことが、年齢とともにできなくなるので、高齢者は立ち止まって話し始めるそうです。そういう方に「無理にでも歩きながら話してください」と言うと、歩く速度が遅くなります。

この研究結果からも、**二つを同時に行うことは、年齢を経るにしたがって難しさがともなう**ことがわかります。

高齢の方に、「ウォーキングクラブで山手線を一周して、どの駅の辺りが面白かったですか?」と聞くと、「いやいや、歩くのに必死で周りを見ていなかったからわかりません」という残念な答えが返ってくるのは、当然と言えば当然であり、正常であるとも言えるのです。

人間の器官や機能は、適度に使えば発達し長持ちしますが、使わなければ退化・萎縮します。せっかく歩くのなら、何かを見てみようと計画したり、体験したことを誰かに話そうと意識したりすることが、認知機能を退化させないためのカギです。

認知機能を保ち、底上げするには、「何をするか」だけでなく、「何を」「どう行うか」がとても重要になってくるのです。

「認知的アプローチ」で活用したい三つの機能と面白い話を見つけるときの活動との対応

・「計画実行機能」
→面白そうなところに行く計画を立て、実行する

・「注意分割機能」
→行動しながら周囲を観察して、面白いことに気づく

・「体験記憶」
→面白いことがあったら覚えておき、人に伝える

「話す」「聴く」「質問」「答える」をバランス良く会話しよう

会話で「計画」「注意分割」「記憶」の力を養える

脳を健康に保つには、脳と身体の老化を遅らせるための「生理的アプローチ」と脳と身体が老化しても認知機能低下を遅らせるための「認知的アプローチ」が大切で、低下しやすい認知機能である「計画実行機能」「注意分割機能」「体験記憶」の三つを活用する重要性についてこれまで説明してきました。

この三つの機能を日々の生活の中でバランス良く活用するには、どのようなことが効果的で、どのようにして会話と関わるのか。共想法の活動を例に挙げて説明していきます。

先にもお伝えしたように（47ページ）、共想法では、「季節の楽しみ」「10分歩いて見つけたもの」といったテーマを設け、参加者はテーマに沿った写真を持ち寄ります。ですから準備段階で、「どこを歩こう？」「いつ行こう？」「何をしよう？」と計画を立てることが必要になります。

そして、立てた計画を実行し、「どんな風に話そう？」と情報を整理して考えることで、「計画実行機能」を使います。つまり、テーマに沿って行動するということ自体が、計画的に実行する能力を養ってくれます。

さて、共想法の当日。テーマに沿って準備した写真について、1分間で話します。要は、最近の自分の体験についてコンパクトに話すわけですが、認知機能が衰えると「ここ1週間のできごと」「昨日のこと」などを「**覚えておいて、思い出す**」という作業が難しくなります。

このように**「最近の体験について話すこと」は「体験記憶」と深く関わり、脳を長持ちさせるための非常に重要なファクターとなります**。「最近の話」の大切さについては、3章で詳しくお伝えしていきます。

次に、2分間で質問をします。1枚の写真につき2分間、他のメンバーが順番に質問し、話し手はその質問に答えていきます。このとき、共想法参加者は、周囲の参加者が提出した写真を「見る」「人の話を聴く」「質問を考える」「それをもとに話す」といった複数の作業を同時に行うため、おのずと「注意分割機能」を活用することになります。

自分が話すだけでも、聴くだけでも、質問や回答をしているだけでもなく、四つのアクションをバランス良く、皆が平等に行える会話が共想法です。日常会話をややフォーマルに行うことで、脳に働きかけることができます。

雑談はどれくらい脳を使う？

共想法を実践研究している私たちが目指すのは、「ほのぼのした会話」で柔軟な発想ができる脳を創り、年齢を重ねてもイキイキと過ごせる認知症を防ぐ社会です。

ただ、「ほのぼの」と言っても、和気あいあいと人と人が集ってコミュニケーションを取っていればそれで良いというわけではありません。いわゆる普通の雑談と共想法の会話にどのような違いがあるのか、実験を行いました。

実験の参加者を共想法グループと雑談グループに分け、共想法グループは、共想法に参加していただき、雑談グループには自由に雑談していただきました。いずれのグループも、週1回、合計12回、約3カ月間、参加いただきました。その前後で、「1分間に言える〝か〟で始まる単語数」で測定できる、言語流暢性を調査したところ、共想法グループのほうが雑談グループに比べて単語数が有意に向上するという結果が得られました。

言語流暢性とは、言葉の出てきやすさ、つまり、**言葉を取り出す能力**を指します。どれくらいスラスラと言葉が出てくるか、どれくらい頭が柔らかいかということです。

言語流暢性は、言語能力の基盤となります。認知症になると極端に低下する認知機能です。このため、言語流暢性が向上すると認知症発症までの時間を先送りすることにつながります。

図表2-3　会話特徴量

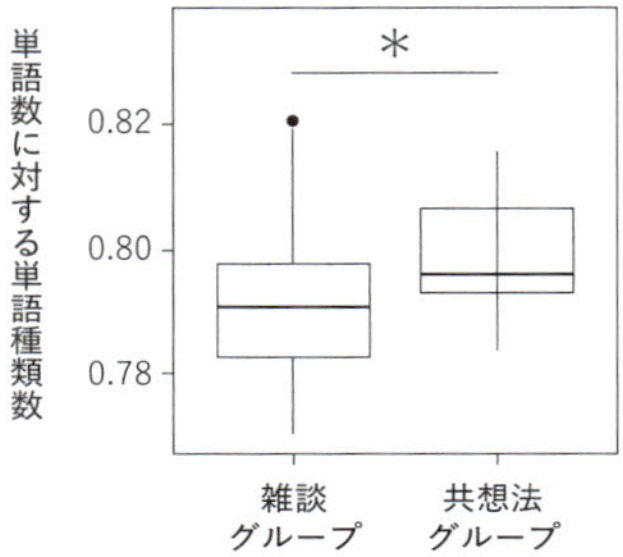

・共想法グループは雑談グループに対し、単語数に対する単語種類数が有意に多い＝多くの語彙が用いられる

出典：Otake-Matsuura M et al (2021) Cognitive Intervention through Photo-Integrated Conversation Moderated by Robots (PICMOR) Program: A Randomized Controlled Trial. Frontiers in Robotics and AI, 8:633076. doi: 10.3389/frobt.2021.633076

図表2－3のように、共想法グループは雑談グループよりも、多種類の語彙を用いて会話を行っています。

また、共想法グループは雑談グループに対し、「意味を含む発言の割合」が多いことがわかりました。意味を含む発言とは、質問、回答、話題提供など何らかのまとまった意味内容を伝える文で構成される発言です。これに対し、意味を含まない発言とは、「ええと」「あのう」などの言いよどみのみの発言や、「うん」「そうそう」など、相槌のみの発言を指します。図表2－4から、共想法グルー

図表2-4　発言の種類別割合

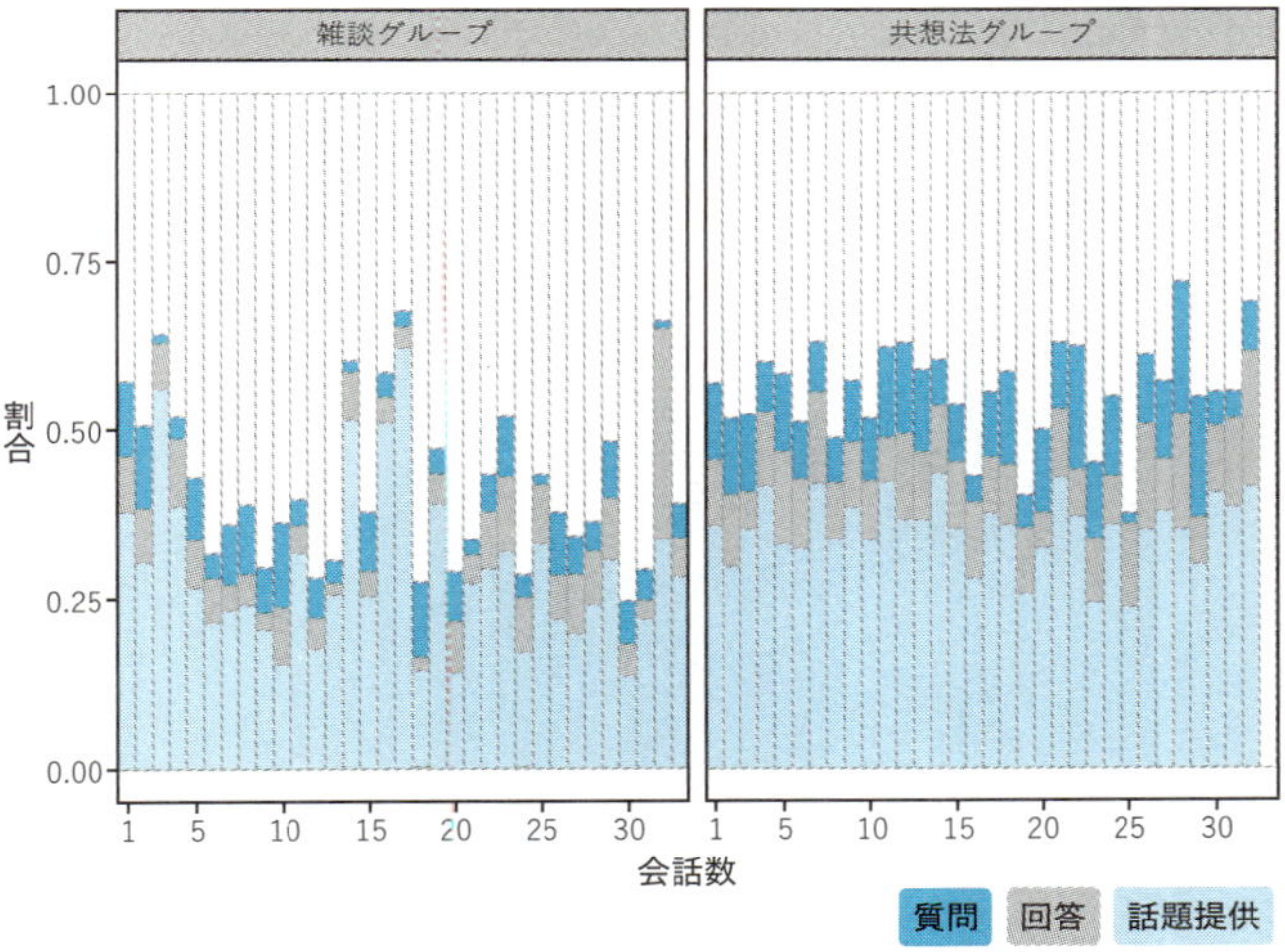

出典：Otake-Matsuura M et al (2021) Cognitive Intervention through Photo-Integrated Conversation Moderated by Robots (PICMOR) Program: A Randomized Controlled Trial. Frontiers in Robotics and AI, 8:633076.doi: 10.3389/frobt.2021.633076

プの方が質問、回答、話題提供の合計の割合が大きいことが見てとれます。

共想法に参加する方が、ルールを加えない雑談に参加した場合よりも、言語流暢性が高まる機序については、今後さらなる研究が必要です。

得られた実験結果の、共想法グループと雑談グループの会話の性質の違いから、より多種類の語彙を用いた会話、意味を含む発言の割合が多い会話に継続的に参加することが、言語流暢性を高めたと考えています。日常の会話でも、「体験記憶」「注意分割機能」「計画実行機能」の三つを十分に使いこなすことを意識し、「話す」「聴く」「質問する」「（考えて）答える」の四つをバランス良く行うことを意識することで、多くの語彙を用い、意味を含む発言の割合が多い会話になるでしょう。

そのような会話を意識できれば、会話の機会を得れば得るほど、脳が老化しても、認知機能の低下を遅らせることができると言えます。自分から積極的に話すことが多い人は、聴くことを意識してみる。逆に、聞き役が心地よい人も、自分から口を開いてみる。そんな小さなことでも、脳の中の普段使わない神経ネットワークに、刺激を与えることになります。

どうでしょう。日常会話にも応用できそうな気がしませんか？

「話す」「聴く」「質問する」「(考えて)答える」の四つをバランス良く行う会話は、雑談よりも認知機能を底上げできる

「話し好きな人」は「話を聴く楽しみ」を、「聞き役が心地よい人」は「積極的に話すことにトライ」など、普段と逆のパターンの会話を試してみる

「話し手」「聴き手」を意識的にスイッチしよう

会話は自分と他者への理解を深めてくれる

仕事上でもプライベートでも、ほとんどの場合、私たちは**話し手**と**聴き手**の両方を行き来しながら日常会話をしています。ここでは話すことと聴くことにそれぞれどのような効用があるのか、会話の特性に踏み込んで考えてみたいと思います。

まず、聴く効用です。自分一人で考えていると、知っているけれど特に使わない言葉がたくさんありますが、人の話を聴いていると、知ってはいるものの**最近使ってい**

なかった言葉を聴くことがあります。もちろん、**知らない言葉、初めての言葉を聴くことで、新しく覚える**こともできます。

話し手の言葉を聴いて理解するだけでなく、**そのときに思ったことを伝えようとすると、普段は使わない言葉を見つけることができる**場合があります。

話す効用はどうでしょう。人の脳にはたくさんの記憶や知識が詰まっていますが、普段用いるのはその一部です。何かを人に伝えようとすると、脳の中の記憶や知識を何とか引っ張りだして、言葉を組み立てることになります。

それでも、自分では思い出せないこともあります。自分では思い出すのが難しいけれど、**人に聞かれれば答えられるとき、脳が働いて思い出せていることになります**(図表2－5)。

自分に面白い話題などないと思っている人も、人から質問されて答えようと考えていると、**話せる内容が見つかる**ことが出てきたりします。しばらく遠ざかっていた言葉がふいに頭に浮かんできたりするのです。

図表2-5　聞かれると答えられることと、自分で思い出せることの関係

自分で ＼ 聞かれると	答えられない	答えられる
思い出せる	聞かれるとその場では答えられないが、自分では後から思い出せること	聞かれると答えられ、自分でも思い出せること（何もしないと減りやすい）　ここを目指しましょう
思い出せない	聞かれても答えられず、自分でも思い出せないこと（何もしないと増えやすい）	聞かれると答えられるが、自分では思い出せないこと

出典：『介護に役立つ共想法』（大武美保子、中央法規出版）

そうやって、自分から話す機会が増えると、**伝えるために覚えようという意識が高まります**。これも話すことの大きな効用です。

また、言葉にして伝えることで、自分では当たり前だと思っていたことが、人によっては当たり前ではないことに気づくこともあります。会話におけるこういう体験は、自分のことをよく理解することにつながります。

そしてその体験は、聴き手になった際、話し手をよく理解することにつながります。

「いつも話す側」「いつも聴く側」になっていませんか？

まとめると次のようになります。

聴き手になる効用

・聴くことで思い出せる
・聴いて思ったことを表す言葉が見つかる
・聴くことで新しいことを覚える
・話し手である他者をよく理解することにつながる

話し手になる効用

・聞かれて答えようとすれば思い出せる
・話して伝えようとすれば言葉が見つかる
・話して伝えようとすれば覚える

・話すことで自分をよく理解することにつながる

聴くことと話すこと、どちらも認知機能を保つために必要なのですが、実際にはどちらかに偏ることはままあります。話す人はずっと話し、聴く人はずっと聴いているというふうにです。

特に、**認知機能が衰えると、頭の中にあることを取り出しづらくなります**。「聞かれると答えられる」ことや「自分で思い出せる」ことが、加齢とともに減っていきます。自分から取り出しにくいからこそ、コミュニケーションを通じて、周囲から取り出してもらえると、それをきっかけに、自分から取り出せるようになる可能性が高まります。

会話の機会そのものが減少したり、いつも同じ人と同じような会話を繰り返したりしている状態が続くと、頭の中にあることを取り出す能力が加速度的に低下する危険性が高まります。それは、**「聞かれても答えられず、聞いても思い出せず、自分でも思い出せない」状態**です。頭の中のどこかに入っているのに、取り出すことも、答えることもできないもどかしさが会話を遠ざけてしまう原因になると大変な悪循環です。

会話というものを分析するとこのようになります。少々理論的な説明に感じられたかもしれませんが、シンプルにお伝えしたいのは、**聞いて新しいことを覚える経験や聞かれて答えるために伝える言葉を探す経験の積み重ねなどが、脳を長持ちさせることにつながる**ことです。

日常会話は、もともとの話題を起点として、あらぬ方向へ広がったかと思えばまた戻ったりします。たくさんの言葉を使って話し、たくさんの言葉を聴き、話し手と聴き手を自在にスイッチしながら、毎日を楽しんでいければと思います。

聴き手と話し手をスイッチして、
それぞれの恩恵をたっぷり受け取ろう

豊かな言葉で話し、多くの言葉を聴こう

アウトプットするつもりで毎日過ごそう

脳内ネットワークを強化する方法

認知機能を保つ方法というと、「脳トレ」を思い出す方も多いのではないでしょうか。脳トレ博士として知られる東北大学の川島隆太教授が提唱された脳トレや計算ドリル、記憶力ドリルなどが素晴らしいと思うのは、できたかできないかがその場で確かめられることです。「1足す1は?」と問われて「2」と答えられたら、数字と演算子を聞き取る、聞き取った内容を処理する、処理した結果を話す、というすべてのステップにおいて頭の中が正しく動いたとわかります。

買い物などで求められる複雑な計算ができなくなった認知症の人でも、一桁の数字の計算ができることがあります。そのような状態の人にとって、「ここまでならできる」という難易度のものに取り組むことは、自信を取り戻すことにつながります。

国立長寿医療研究センターの島田裕之先生らは、頭（認知課題）と身体（運動課題）を同時に働かせ、心身の機能を効率的に向上させる「**コグニサイズ**」を提唱されています。

たとえば、数字を声に出して数えながら、３で割り切れるときと、その数字に3が含まれるときに手を叩く、といったエクササイズがあります。難易度を変えることができ、最初は3で割り切れるときのみで手を叩きます。これは比較的簡単です。

次に、３で割り切れるときと、その数字に3が含まれるときに叩きます。これも何とかなるでしょう。

最後に、これに加えて、両方を満たすときには叩かない、というルールを加えると、難易度が上がります。この場合、３、30、33では叩かないのが正解ですが、このルールを、３の後、30や33まで覚えておくのはなかなか大変です。

手だけでなく、足を加えたり、ルールによって身体を動かす場所を変えたりすると、どんどん難しくなります。

普段はまだ、自分の認知機能に特に問題を感じないという方でも、コグニサイズに取り組んで、だんだんルールを難しくしていくと、どこかのレベルで、これは難しい、練習しないと時々失敗する、というレベルに当たると思います。自分の認知機能がどのような状態にあるのかが、直感的にわかります。

その他にも、歩きながら計算する、歩きながら数えるといった方法を提案されています。これはまさに複数のことに同時に目を向ける課題で、「注意分割機能」が活用できます。そして、コグニサイズも脳トレと同じように、できたかできないか、アウトプットが一目瞭然で、自覚しやすいのが良いところです。

島田先生はさらに、コグニサイズの考え方を日常生活の中で取り入れたライフスタイルである「**コグニライフ**」も提唱されています。たとえば買い物ならば、漫然と行うのではなく、スーパーへ出かける前にメニューと購入食材を決め、なるべく徒歩で出かけ、覚えておいた食材をピックアップする「**一筆書きショッピング**」があります。

店の入り口から最終地点のレジまで売り場順に食材を選び、一筆書きをするように店内を巡ります。何度も同じ売り場を通らず、ウロウロしたり逆戻りしたりしないということですね。計画力、記憶力を活用することになります。

アウトプットする機会を作り、活用しよう

脳の基本的な仕組みとして、**アウトプットすると脳内のネットワークが強化される**ことが知られています。たとえば、漢字を覚える際、見るだけでなく書いたほうが記憶の定着が良くなります。英単語も書くだけでなく発音しながらやると良いことは、よく知られているでしょう。放っておけば忘れてしまうような自分の体験も、人に話すことで記憶に残るということがあります。これもアウトプットの効果です。

「明日あの人に会ったら、この話をしよう」。そんなふうに考えることが、誰にもあると思います。「この情報をブログにアップしよう」「このアイデアを企画書に盛り込もう」という具合に、体験や情報を頭の中に留めておいて、アウトプットするのは日

常茶飯事です（図表2－6）。ただ多くの場合、何気なくやっていて無意識です。無意識の場合、たまたまその必要に迫られればするけれども、その機会がなくなるとしなくなることも考えられます。今、アウトプットをする機会が十分にある人は、ぜひ適当にやり過ごさず、機会を活用するのが良いと思います。最近そのような機会が少ないと感じる人は、意識して作ることをおすすめします。

コミュニケーションこそ認知機能を活用する絶好の機会

「明日伝えよう」と思っていて忘れてしまったとしたら、忘れてしまったのですから、脳はアウトプットしなかったことになります。外からはうかがい知れない頭の中ですが、本当に頭を使ったのかどうかを明らかにすることは可能で、確認する有効な方法が、コミュニケーションを通じたアウトプットなのです。何かしらアウトプットできたということは、そのアウトプットに必要な活動を脳が行ったらしいということが確かめられます。

認知機能を保つために、「公園へ出かけて観察しましょう」「もっと人生を楽しむ方法を考えてみましょう」と提案したとします。実際に、本人が観察し、考えたとしても、本当に観察したか、本当に考えたかどうかはわからないわけです。きちんと課題をやったつもりでも、頭の中に課題を置いてぼんやりし、「観察した」「考えた」と思っているだけの可能性もあります。

共想法で写真を持ち寄るのは、参加のための準備でもあり、脳のアウトプットでもあるのです。

また、**脳はアウトプットしようと思っているから覚えてくれます**。何かに感動したり、驚いたり、新しい発見をしたことを覚えておいて、誰かに伝えようと考えているだけで、脳はそのように働こうとするのです。

小説家や俳人、歌人などクリエイティブな活動を行っている人は、とても精密に自分の体験やそのときの状況を記憶していると言います。それはアウトプットするつもりで毎日を過ごしているからに他ならないでしょう。

図表2-6　アウトプットしようと思うことで脳は覚えてくれる

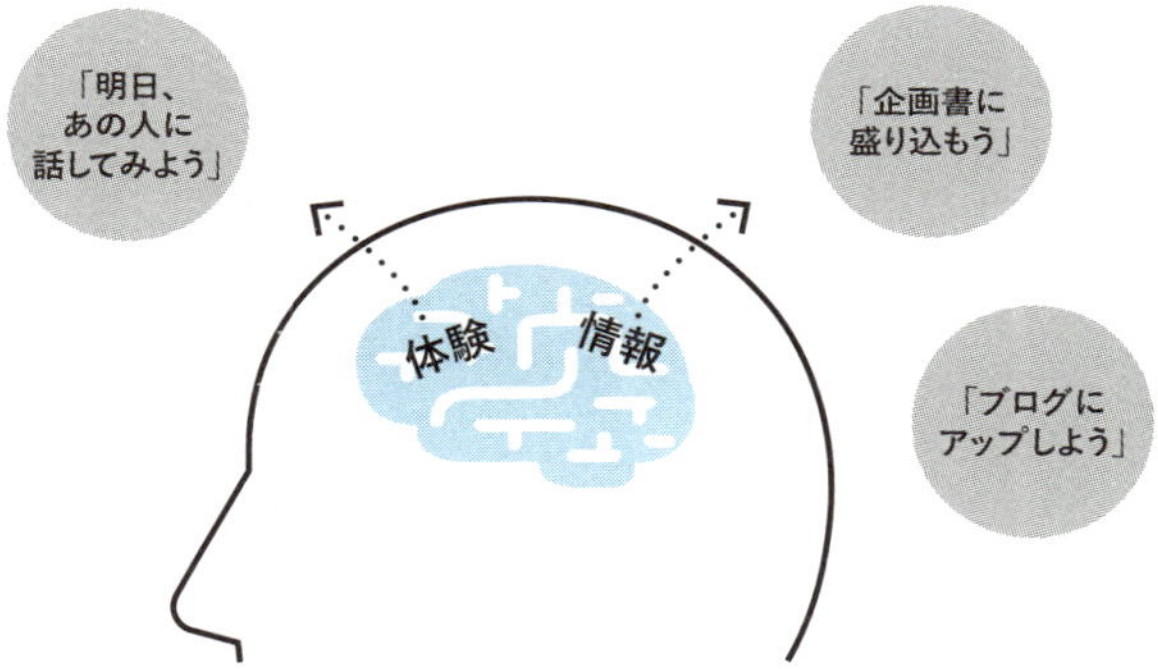

「明日、
あの人に
話してみよう」
「企画書に
盛り込もう」
「ブログに
アップしよう」
体験
情報

何も小説やエッセイを書いたり、俳句や短歌を作ったりするわけではなくても、日常会話の中で小さなアウトプットを試してみるだけでよいのです。

人は社会生活を営む上でコミュニケーションから逃れることはできません。逆に言えば、それだけアウトプットのチャンスが豊富だということです。仕事でのコミュニケーション、身近な人たちとの日常会話、どんな会話も認知機能を活用する絶好の機会です。その絶好の機会を楽しみながら、工夫をしていきましょう。

✓日常の中でアウトプットの機会を増やすことが
脳内ネットワークを強化する

✓仕事でもプライベートでも会話を楽しみながら、
認知機能を活用できる

年を重ねてもインプットし続けよう

アウトプットをともなうインプット

アウトプットするつもりで毎日を過ごそうと、前項目で述べました。ここで言うアウトプットは、すでに持っている知識や経験についてアウトプットするのではなく、アウトプットすることを意識して、新たにインプットし、インプットしたことをアウトプットすることを提案しています。つまり、インプットが大切ということです。

別の言葉で言い換えます。脳を持つ身体を、情報処理する機械と捉えたときに、何らかの知識や体験を、話す、書く、といった形で「出力」＝アウトプットすることを意識して、新たな知識について聴く、読む、もしくは、体験するという形で「入力」=インプットするということです。その後実際に**「出力」することで「入力」を定着する、すなわち、記憶する**ことができます。単純にアウトプットしましょう、と言うと、インプットをともなわない場合を含んでしまうので、そうではないことを補足します。

会話で語彙を増やすたった一つの方法

インプットはなぜ大事か? それは、**語彙で推し量ることができる、考え方やものの見方を広げることができるから**です。

新しい言葉を身につけるためには、何らかの形でインプットする必要があります。会話において、**話してばかりいる限り、会話を通じて語彙が増えない**のです。人の話を聴き、その中で用いられる新しい言葉を聴き取り、理解して、使いこなせるようになって、初めて語彙が増やせます。その後会話をする機会や、文章を書く機会に使ったり、話を聞き文章を読むときに、理解したりすることができるようになります。新しい言葉は、何らかの新しい概念を表します。このため、語彙を増やすことは、ものの見方、考え方を広げることにつながります。

加齢とともに伸びる機能で下がる機能を補う

認知機能には種類があります。加齢とともに下がりやすいが活用すれば伸ばせる認知機能として、三つの認知機能が挙げられることについてはすでに述べました。さらに、**加齢とともに伸ばすことが可能な認知機能が、言語能力**です。

第1章で触れた修道女研究に代表される研究で、言語能力が、脳や身体が老化しても認知機能を保つカギを握るとわかっています。これは、加齢とともに伸ばすことが可能な言語能力で、加齢とともに下がりやすい認知機能を補うことができるからと考えられています。

修道女研究では、一つの文章の中に含まれる、意味的なまとまりの数が多い、意味密度が高い文章を、若い頃に書いていた人ほど、高齢になったときに認知機能が保たれることを明らかにしました。多くの意味的なまとまりが含まれる文章を書くためには、語彙が必要で、意味密度で計測できる言語能力の基礎には、語彙力が含まれます。

会話で用いる語彙が豊かな人ほど、総合的な認知機能が高く、言葉の意味の理解に関わる脳のエリアの体積が大きいことを研究で発見しました。ある程度の記憶機能が保たれているうちは、会話の中で相手の話をよく聴くことで、語彙を意識して増やすことができます。さらに、会話の中で用いることにより、語彙を適切に使う方法を身につけることが期待できます。このことから、語彙力は、加齢とともに伸ばすことが可能な言語能力の一つと言えます。語彙力を伸ばすことは、加齢とともに下がりやすい認知機能を補う上で、有効と考えられるのです。

会話で用いる語彙が多いので、総合的な認知機能が高く、脳のエリアの体積が大きいのか？　もしくは総合的な認知機能が高く、脳のエリアの体積が大きいので、会話で用いる語彙が多くなるのか？　因果関係については、今後の研究で明らかにしたいと思います。

☑ 日常の中でインプットの機会を増やすことが脳内ネットワークを強化する

☑ 人の話をよく聴くことで、会話を通じて語彙を増やせる

☑ 言語能力が、脳や身体が老化しても認知機能を保つカギを握る

第3章

【実践編】日常会話で脳を活用する

脳をサボらせない「話し方」「聴き方」「質問」を実践しよう

日常生活には、さまざまな会話のシチュエーションがあります。家族や友人とのおしゃべり、仕事の打ち合わせや会議、初対面の挨拶、議論、雑談。どの状況でも、誰もがその人なりのコミュニケーションのスタイルでこなしています。

なじんだそのスタイルを一度見直し、一つでも良いので新しい工夫をしてみませんか、というのが本章の目的です。

ここでは、話し方、聴き方、質問の仕方など、日常の何気ない場面で実践できるノウハウをまとめました。実生活で試し、何か気づきがあったとしたら、それは脳が動いた証拠です。脳をサボらせない会話を実践していきましょう。

「この俳優さんの名前なんだっけ？」が増えたら

『最近の話』をする

「最近の話」には三つのプロセスがある

加齢とともに記憶力は衰えていきます。70代、80代に限らず、40代、50代になれば多くの人が、記憶力の低下を実感するようになります。２章で述べた認知的アプローチの中で、「体験記憶」「注意分割機能」「計画実行機能」の「三つの認知機能」について説明しましたね。**記憶力の低下は、この中の「体験記憶」と深く関わりがあります。**

テレビを見ていると、「この俳優さんの名前なんだっけ？」となる。会話中に知っているはずの言葉が取り出せず、つい面倒で「アレ」「ソレ」で済ませてしまう。「覚えが悪くなった」「思い出すのに時間がかかるようになった」と感じることが増えたら、「体験記憶」の活用につながる、「**最近の話**」をすることを強くおすすめします。「最近の話」とは、文字通り、直近に体験したことや見聞きしたことを指します。ここ1週間、ここ3日、昨日、今朝、今さっき。新しく体験したことや新しく得た知識、発見や驚きなどを話題にすることがなぜ脳を長持ちさせることにつながるのか、そのメカニズムについてまず解説していきます。

「最近の話」をするための記憶のプロセスとして、まず「**覚える**」ことが必要です。体験したことを頭に刻み込むこの過程を「記銘」と呼びます。次に、必要なのは記憶の「保持」。体験したことを「**覚えておく**」ことです。そして最後に「想起」。「**思い出す**」ことです。

〈「最近の話」をするための記憶のプロセス〉

①覚える（記銘）
②覚えておいて（保持）
③思い出す（想起）

「最近の話」ができるということは、脳がこの三つのプロセスを回す機能を十分に備えているということです。逆に言えば、この三つのプロセスを日頃から回す習慣をつけておくと、脳の全体的な記憶機能を底上げできます。

脳が健康な人ほど新体験を記憶して話題にしている

「最近の話」とは、つまりは「**新しい体験を語る**」ということです。真新しい、まだ言葉になっていない体験の記憶がまずあり、それを伝えるための言葉に変換するという作業が頭の中で行われます。このとき、脳の海馬という記憶を司る場所を使ってい

図表3-1　高齢者の時間的志向と記憶機能との関連

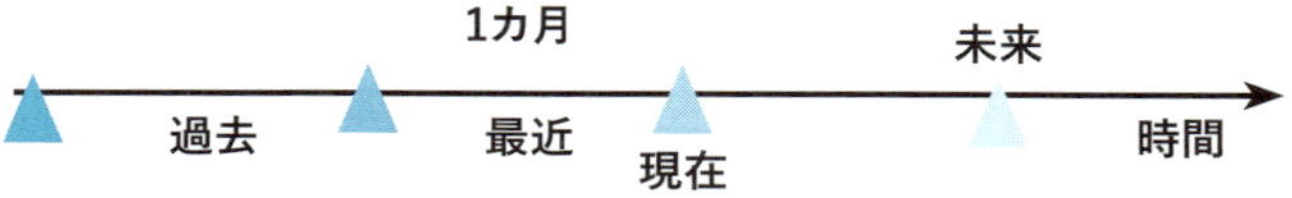

・「時間」の視点に現在と過去と未来に加えて、1カ月程度を示す「最近」という分類を加えたところ、記憶機能が高い高齢者は、最近得られた知識で特徴づけられる内容を多く発話していた

出典：Sekiguchi, T., Sugimoto, H., Tokunaga, S. et al. Time-orientations of older adults in group conversations and their association with memory functioning. Curr Psychol 43, 5854?5867 (2024). https://doi.org/10.1007/s12144-023-04545-w

ることになるので、「最近の話」をしようと意識すると、脳の体験記憶機能が活用されます。

高齢者グループの会話内容を「時間」と「体験・知識」の観点から分類した研究を行いました。このとき、「時間」の視点に現在と過去と未来の他、1カ月程度を指す「最近」という分類を加えたところ、明らかになったのが、論理的記憶課題のスコアが高い人、すなわち記憶機能が高い人は、最近得られた知識で特徴づけられる内容を多く発話していたことでした（図表3－1）。

論理的記憶課題とは、30秒程度の短い物語を聞き、内容を覚えて思い出すテストです。物語を聞いた直後と、30分後に、物語をできるだけ思い出し、声に出して話します。記憶機能が保たれている人ほど、直前に聞いた話や、30分前に聞いた話、つまり、最近のことをよく覚えているということです。

生きていれば、日々面白いことに出くわしているはずです。体験のすべてを記憶しておくことは難しいのですが、**「誰かに話そう」と意識していると記憶の定着度合いは変わってきます**。

初めて体験することや発見はもちろんですが、失敗などネガティブな体験も「最近の話」のネタになります。いろいろな視点で日常を見直すと幅が広がり、ネタ探しに困りません。人に会うなら、「相手が喜びそうな、最近の話題」を提供しても良いのです。

脳の老化は加齢にともなう自然現象とはいえ、年齢のせいにしてそのまま老化を受け入れてしまうのは非常にもったいないことです。日々の会話に少し気をつけるだけで、脳が老化しても、認知機能の低下を遅らせることができます。

- 「最近の話」ができるのは、「①覚える」「②覚えておいて」「③思い出す」の三つの記憶のプロセスを回せているから

- 新しい体験を「誰かに話そう」と意識すると脳の「体験記憶」機能が活用される

会話が億劫に感じられるときは

『新しい体験を覚える』ことを心がける

「最近のことが話せない」のにはワケがある

講演会やセミナーなどの冒頭に、年始であれば「お正月はどんなことをしましたか?」、夏休み明けであれば「どんな体験をしましたか?」と尋ねることがあります。するると、参加者の多くの方がポカンとした顔をなさいます。「何があったっけ?」と一生懸命思い出しているのだと思います。焦ったそぶりを見せる方の内心は、「当てられたら何も答えられない……」ということでしょう。

ここで考えてみたいと思います。では、「最近のことが話せない」というのはどういう記憶のプロセスにより起こるのでしょう。

「最近の話」ができるのは、「**①覚える、②覚えておいて、③思い出す**」の三つのプロセスがきちんとできているからです。「昔の話」ができるのは、今「②覚えておいて、③思い出す」はできていますが、今「①覚える」ができているかどうかわからない状態です。昔はできていたけど、今はしづらくなっている可能性があるのです。

親や友人など身近な人が、「最近の話をしなくなった」と感じる場合、「①覚える、②覚えておいて、③思い出す」のうちのいずれかができない可能性があることを意味します。自分自身の会話内容を客観的に見るのは簡単ではありませんが、自分にもその傾向があると感じたら、同様に三つのプロセスのいずれかができない可能性があります（図表3－2）。

「①覚える」ができなくなるのは、認知機能の低下によって最初に起こる現象です。「最近の話」をしないとき、話そうとしないだけで話そうと思えばできるのか、話そうとしてもできなくなっているのか。その判別は脳の中を調べなくても、話してみる

図表3-2　最近の話をすることは、なぜ認知症予防に良いのか？

記憶のプロセス

①記銘		②保持		③想起
体験したことを頭に刻み込む、覚えること	→	体験したことを覚えておくこと	→	思い出すこと

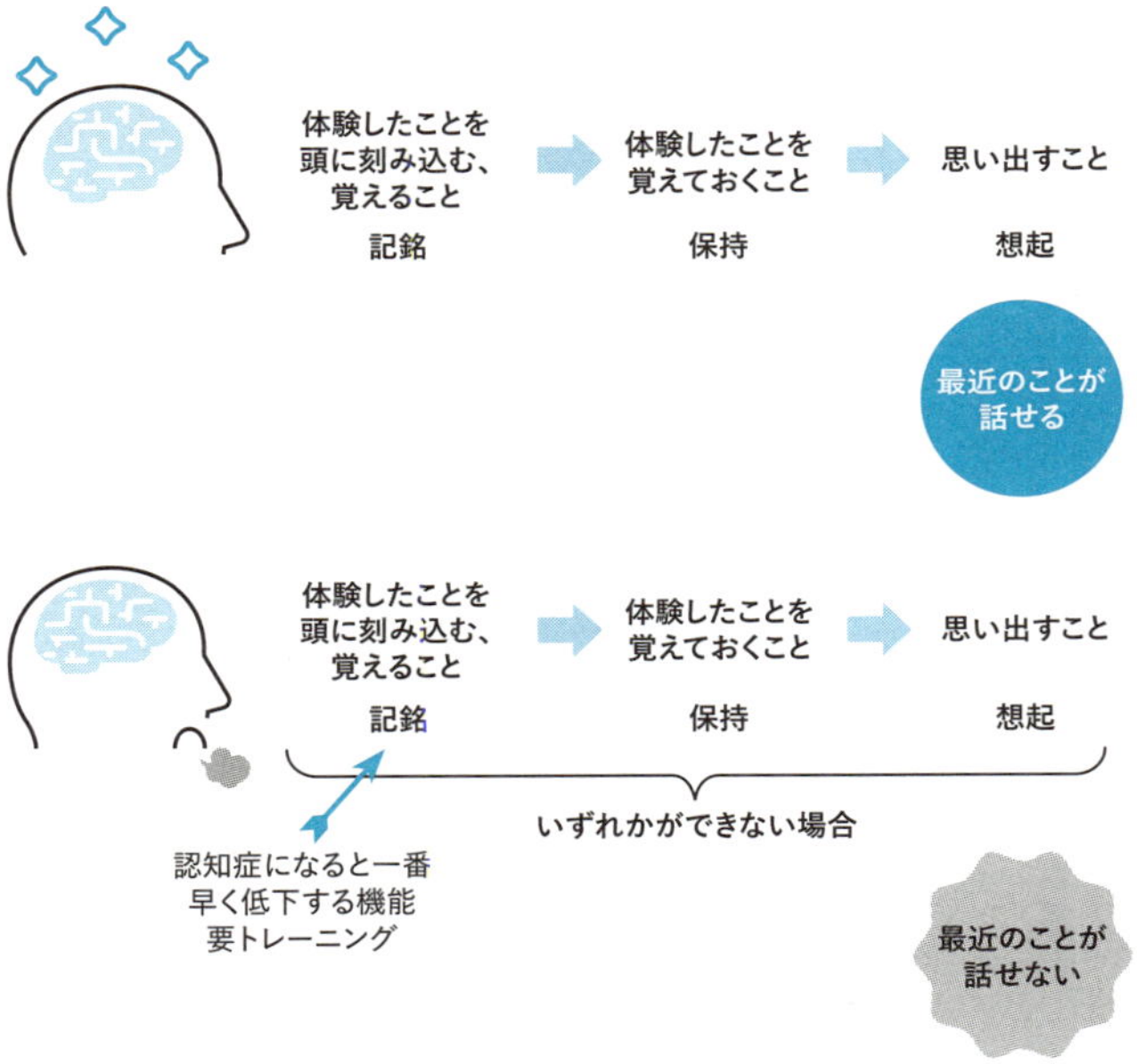

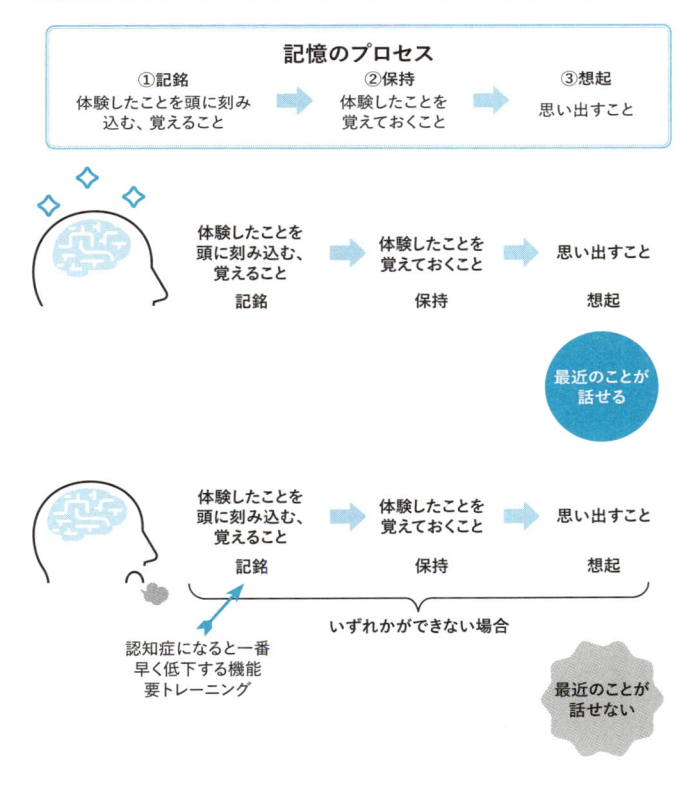

最近の話をするときには＝①②③がきちんとできていると言える
昔の話をするときには＝②③ができていると言える。①は昔できていたが、今できるかどうかはわからない

最近の話をしなくなった＝最近のことについて①②③のいずれかができない可能性があることを意味する。昔の話ができるのであれば、②③はできているので、①ができなくなっている可能性が高い。①は認知症になると最初に低下する機能でもある

出典：ほの研通信新年号　第36号　2024年1月発行 基調講演：「最近の話をしよう」資料より

ことを通じて確かめられます。

「最近の話」は「昔を思い出す」よりさらに認知機能を使う

会話によって高齢者の脳機能を保つ支援手法として、これまでよく知られてきたのが「回想法」です。これは、過去を振り返り会話をすることで脳の健康を維持するというもので、もともとは高齢期うつ病の治療を目的として考案されました。認知症高齢者の進行抑制と症状緩和に、副次的効果が見られることが知られています。

過去を振り返ることで、ポジティブな感情が起こされ、うつ病や認知症に良い効果をもたらすということは、確かにあると考えられます。うつ病の人は、そうでない人と比べて、認知症になる割合が2倍との知見があり、うつ病からの認知症発症リスクを下げる点で、認知症予防につながると言えます。しかし、心身ともに健康な高齢者を対象として十分効果が確認されていない課題が残っています。

また、会話支援手法の研究は、参加者や実施方法などの条件統制が難しいのも事実です。

そこで、回想法を参考にしながら、健康な人が認知症を予防したり認知機能低下の進行を遅らせることを目的とした会話支援ができないだろうか、と考えて生まれたのが共想法なのです。

共想法は、脳の健康を保つための認知的介入という目的に即した性質を持つ会話を、確実に発生させることができる会話支援手法です。これを可能にしたのが、先にもお伝えした共想法の二つのルール。

①あらかじめ設定されたテーマに沿って、参加者が写真と話題を持ち寄ること
②参加者が「話す」「聴く」「質問する」「（考えて）答える」順序と持ち時間を設定すること

参加者はテーマに沿った話題を必ず持ち寄ります。となると、「何かないかな？」「1分で何を話せそうかな」とアンテナを張ってネタ探しをすることになります。実際に共想法に参加しなくても、誰もが日常で共想法で行う頭の使い方をシンプルに実践できるのが、「**最近の体験について話すこと**」なのです。最近の話をするときは、昔の話をするときと比べて、覚えるときに働く認知機能をさらに使うことになります。

話し上手でいつも話題が豊富な人をうらやましく感じ、自分は話題に乏しいと思っている人ほど伸びしろは大きいです。脳には可塑性があります。何らかの原因でつながりが弱くなった脳内の神経ネットワークに対し、適切な刺激を与えることで、つながりを強くすることができます。

話すことが見つからないときや、人との交流やコミュニケーションが億劫に感じられるときは、最近心に残った「新しい体験」を覚えることを心がけてみてください。「①覚える」を意識するだけでも、脳は活用できます。そして、「最近の話」のネタが増えていきます。

☑ 話し下手だと感じる人こそ、
「昔の話」よりも「最近の話」を

☑ 「新しい体験を覚える」ことを
意識しているだけで、
脳内のネットワークが強化される

毎日の生活が単調な繰り返しと感じられる人は

ちょっとした違和感を大切にしよう

なぜ記憶に残ることと、残らないことがあるのか

「新しい体験を覚えようと意識して、覚えておいて、誰かに話す」ことが認知機能を衰えさせないために大切だと、ここまでの話でおわかりいただけたと思います。

「①覚える」＝「記銘」は「**エンコーディング**」とも言われます。脳科学ではこの作業を「符号化」「記号化」と呼び、見聞きしたことを頭の中で記銘してコードに置き換えることで、時間が経ってからでも取り出せるようにしていると考えられています。

外食をして、料理のおいしさに感動したとしましょう。その料理がどのような素材

でどのように作られているからおいしいのかは、食べている最中は言葉になっているわけではありません。

しかし、後日、感動したその料理がどのような素材でどのように作られていたかを人に説明できるとしたら、それは頭の中にエンコードされたからです。もしも、その料理を家で再現できたとしたら、**エンコードされた記憶が頭の中にある知識や体験記憶と結びついたことの証左となります**。

頭の中で起こっていることは外からは見えないのですが、このようにして表出します。自分は意識していなくても、符号化、言語化がなされていることがあるのです。

とはいえ、脳は人間の体験の何から何までエンコードしているわけではなく、覚えていることには、記憶の強さのグラデーションがあります。ですから、「昨日の晩ご飯は何でしたか?」と聞かれてすぐには思い出せず、「えーっと……」としばらく考えて、「あ、唐揚げでした」と答えられるようなことがあります。

「一昨日は?」「3日前は?」となるとだんだん記憶が怪しくなっていくのが普通ですね。過去にさかのぼるほど一般的には思い出しづらくなるのですが、突然「そういえば先週末の金曜日はイタリアンでした」という具合に、ふいに明確な記憶がよみがえったりします。それはおそらく、料理のおいしさや会食の時間の楽しさが、強いエンコードに結びついたからです。

感情が動けば記憶に残る

人は体験したことをどんどん忘れていきますが、心が動いたときに記憶として残りやすくなります。

これまでの脳科学の研究によって、脳の海馬が記憶を司ることは定説となっています。海馬の隣に扁桃体という感情を司る場所があり、心が動いているときこの扁桃体が活動します。扁桃体が活動したとき、同時に海馬に刺激が伝わり、記憶に刻み込まれやすくなるのです。

何かを体験しても、心が動かなかったり、重要な情報であると認識されない場合はそのまま忘れてしまうのですが、良いにせよ悪いにせよ、その人にとって重要な情報であると体が反応した場合は、思わず覚えてしまいます。

記憶に残そうと思わないのに、刺激が大き過ぎて消えず、何かのきっかけでよみがえってしまうＰＴＳＤ（心的外傷後ストレス障害）も、この理屈で説明できます。

心を柔らかく、面白がる工夫を

「体験を覚えておいて、誰かに話してみる」なら、面白い話のほうがエンコーディングされやすいでしょう。そこで、生活の中で次の二つを大切にしてほしいと思います。

一つ目は、**ちょっとした違和感を大切にすること**です。毎日の生活が単調な繰り返しのように感じられても、「昨日とはちょっと違うこと」は何かしらあるはずです。

たとえば、毎日同じ道を散歩していても、昨日咲いていなかった花が今日は咲いていたり、昨日までは気づかなかったお店を見つけたりすることはあるでしょう。「あれ？」「ん？　なんだ、これは？」という発見をたくさんしようと意識していると、心は動きます。日々のさまざまなことに心が柔らかく動くような状態でいられれば、エンコードが起こりやすくなります。

二つ目は、**「自分のテーマ」を秘かに持っておくことです**。私の場合は、「笑える失敗談」「意外なできごと」「小さな発見」「おいしかったもの」などがいつも頭の中にテーマとしてあります。これらのテーマに関連し、誰かに話すネタになりそうだと感じたら覚えておくように意識します。

各テーマの話のストックが1個あればそれで良しというわけではなく、ストックをどんどん増やす方向で、かつ、ストックがなるべく新鮮であり続け、更新されていく状態をイメージしてみてください。漠然と心が動くことを探すよりも、実践しやすいと思います。

「最近面白くない」と思っていたら、日常の経験が記憶に残るわけがありません。まずは面白がる工夫をしていきましょう。

- 生活の中の体験は「感動」「心の揺れ」とともに記憶に残る
- ちょっとした違和感を大切にすれば、面白いことに気づけるようになる
- 「自分のテーマ」を持っておくと面白い話のネタをストックしやすい

話のネタ探しが苦手なら

価値観が真逆の人を「補助輪」に散歩してみる

同じ体験をしても、心に残るものは人によって違う

同じことをしていても、そのことに対するものの見方・感じ方は、千差万別です。このことは、同じ街を一緒に歩いて、そのとき発見したことをテーマに共想法をする「街歩き共想法」を実施してみるとよくわかります。

大阪府岸和田市で街歩き共想法を実施したときのこと。ある人は、岸和田城の壁に空いている穴、「狭間」に注目しました。鉄砲や矢を射るための穴で、城の内側から見ると、思ったより小さいので、敵の姿が見えないのではないかということに気づい

たそうです。

別の人は、岸和田城の入り口にあった、新島襄の写真と、岸和田でキリスト教を布教したとの説明を見て、岸和田と言えばだんじり祭で、伝統を大事にする土地柄だと思い込んでいたけれども、新しいものを取り入れる進取の気風がある土地柄でもあると、思い込みが覆されたそうです。

私は、岸和田城のお堀に睡蓮の花が咲いていたのが心に残りました。実は最初、蓮の花だと思っていたのですが、他の参加者に話したところ、蓮と睡蓮は異なり、以前、上野の不忍池で見たことがあったのは蓮の花で、その日に見たのは睡蓮だとわかりました。

人間は、何かを見ているとき、その「モノ（あるいはコト）」だけを見ているわけではありません。**あらかじめ知っている、脳に蓄積された知識と組み合わせて「モノ（コト）」を見て、理解しています**。見ている人の脳の中で情報が処理され、勝手に想像を始めるわけです。

その日見聞きしたことの中から、心に残ったことを聞いてみると、人によって全く異なり、また、その日見たことだけではなく、それまでに持っていた知識と組み合わせて、その知識がアップデートされていきます。**同じモノを見たり体験をしたりしても、人によって見え方や受け取り方は全く違う**ということです。

他人の「メガネ」を借りて世界を見てみよう

たとえば、自分の体験について「このあいだ面白いことがあったんだよ！」と話すことが多い人は、「面白いことがよく見えるメガネ」をかけているイメージです。「このあいだ腹が立つことがあったんだよ！」とエピソードを紹介することが多い人は、「腹が立つことがよく見えるメガネ」をかけていると言えます。

一人ひとりのものの見方をメガネにたとえると、会話によって自分の考えを伝えたり、他人の考えを聴いたりするということは、お互いのメガネを交換し合うということになります。

腹が立つことにフォーカスする人が話した内容について、面白いことにフォーカス

図表3-3　他の人の視点を取り入れる

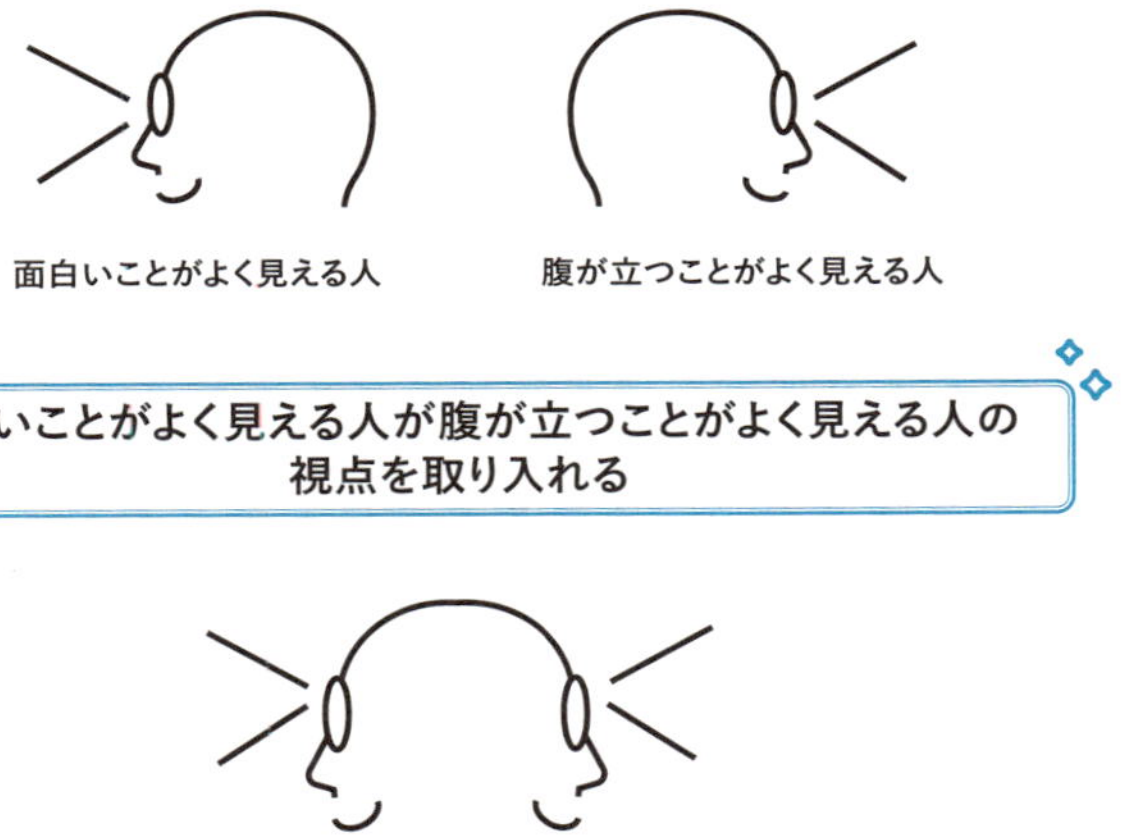

する人が述べた感想を聴いて、腹が立つタイプの人が「そういう見方もあるのか」とはっと目を開かされることがあるでしょう。また、その反対もあるでしょう（図表3－3）。

相撲にあまり興味がない人も、大の相撲ファンのメガネを借りて取り組みを見てみると、その世界の楽しさがわかることがあります。

お互いのメガネを交換し合える会話は、**価値観の交換ができる会話**です。

面白がり方のレパートリーはどんどん増える

一人の人間が体験できることは、基本的にその一人の人間の知力、体力、好奇心、想像力などがベースになります。でも、他人のメガネを借りてみると世界が広がります。ものごとの面白がり方のレパートリーが増えるのです。

そこで、いろいろな人のメガネを遠慮なくお借りしてみましょう。

共想法を実践すると、「最近の話と言われても……」「人に聴かせるような面白い話なんて見つけられない」とおっしゃる方が必ずいます。たとえば、「家の近所を10分間散歩してネタを探そう」というテーマを提案すると、「難し過ぎます」などあれこれとできない理由を並べます。そういう方には、「いやいや、まずは10分間歩いてみましょう」と促します。

「10分間歩いたけど何もなかった」という方には、「駅からご自宅までの間に、気になるお店がありませんか?」「季節の花が咲いていませんでしたか?」とヒントになりそうなことを伝えてみます。

「何を見つければいいんですかね？」と途方に暮れている方には、「気になるものでいいんですよ！」と励まします。

そして、奥の手として「普段から話題が豊富な人や、話が面白いと感じる人と一緒に歩いてみてはどうですか？」とおすすめします。自転車に乗れるようになる前に補助輪をつけて練習しますが、そのイメージで**誰かに補助輪役を担ってもらう**わけです。


私も家族で散歩していると、子どもは本当にいろいろなことに関心を寄せるのだなと気づかされます。下の息子は以前、道路にある段差プレートを見つけると喜んで、探しては踏んで遊ぶことを繰り返していました。段差プレートとは、駐車場や建物の入り口などの段差をなくすためのスロープのことです。石ころが落とせそうな穴を見つけては、石ころを落としてみるのは、今でも大好きです。穴を見つけると、穴に入りそうな石ころを周りから見つけてきて、ぽとっ、と落として遊びます。

小さな子どもは、同じ物体や現象が繰り返し現れると、次にも現れるのではないかと考えて、探しながら歩くことがよくあります。子どもにとって世の中は初めて見るものだらけで、目線も低いです。虫や種、何かの形に見える石ころなど、こんなものよく見つけたねと驚くことがあり、息子が私の補助輪になってくれています。

人に話す「最近の話」が見つけられない場合、こんな方法でも視野を広げることができます。**面白がり方のレパートリーを増やせれば、人の話を興味を持って聴けるようになり、「この人ならどう考えるだろう?」という関心も湧きます**。さまざまな価値観に気づけることで、新しい思考回路、すなわち脳内に新しいネットワークが生まれると期待されます。

- 他人の「ものの見方」＝他人の「メガネ」と自分の「メガネ」を交換するのが、脳が長持ちする会話
- 話が面白いと感じる人の「メガネ」を借りるつもりで、一緒に行動してみる

「鉄板話」が得意な人ほど

直近の体験から「すべるかも話」を新ネタに

武勇伝は脳がサボっている話

自分なりにテーマを設けて「最近の話」のネタをストックしたり、話が面白い人を補助輪に面白い話のネタを探したりすることが、どうして脳が長持ちする会話につながるのか。さらに現実に引き寄せて、お伝えしていきます。

次のような会話スタイルの人、身近にいないでしょうか。

配属されたばかりの新入社員に、武勇伝を聞かせる上司。

仲間うちに新しいメンバーが加わると、必ず自分の自慢話をひと通り披露する人。

仕事を引退しても、あるいは仕事とは無関係な集いの場でも、ずっと仕事にまつわる話を楽しそうにする人。

これらに共通しているのは、その話をしているとき、**話し手は非常に心地よく、脳が安定状態にある**ということです。なぜ心地よく安定状態にあるのかと言えば、話のテーマが話し手にとっての「鉄板ネタ」であることがほとんどだからでしょう。「鉄板ネタ」の多くは、「得意ネタ」であり、自分が何度でも話したいネタ、いわゆる自分的に「すべらない話」です。

そういう話を披露している最中、脳の中はいつもと同じ回路を信号が行き来する状態になっています。見聞きしたことを反復して話すことで、いわば安定軌道のような信号の通り道ができていきます。

話し慣れている上に、話していると心地よい、会話での「鉄板ネタ」は、エネルギーの谷のようなものを自然発生させます。そのエネルギーに巻き込まれて、話し手は谷へ落ちて行くのです。エネルギーの谷へと引き込まれるのですから、身を委ねたお任せ状態。

そのため、認知機能をあまり必要としません。これは、**脳が少ないエネルギーで動く会話であり、脳がサボっている会話**なのです。

非常に残念なのは、こうしたタイプのコミュニケーションが習慣づいていることを本人だけが気づけないことです。周囲は「また同じ話をしている」と呆れていても、本人は「聴いてくれている」と感じ、話すたびに満足感を得ます。そして、また同じ話を繰り返し、どんどん脳の機能がサビついていきます。

新ネタを脳に上書きしていく

共想法を始めたばかりの頃、テーマを設定して集まっていただいても、テーマに沿わない自分の話ばかりする方がいらっしゃいました。そういう方の話の多くが武勇伝なのですが、ひと通り話し尽くして満足すると、その後は参加をやめてしまいます。「会話支援手法ってこんなもんか」と思っておられたのでしょう。

武勇伝と同様、一度ウケた話は、何度も言いたくなるものです。それを「十八番ネタ」として隠し持っておくのも良いのですが、いつでもどこでも誰にでも自在に取り出せるから脳が働いているとは言えません。

認知症の方が同じ話を何度も繰り返す特徴はよく知られています。それは、認知機能が下がっても「十八番の話はできる」からです。

脳をサボらせ、エネルギーの谷に引き込まれないようにする最善の手段が、**「鉄板ネタ」で「すべらない話」よりも、「すべるかも話」にトライする**ことです。そのためには、**普段やらないことをやってみること**。ライフスタイルに定着しているルーティンをあえて壊して、計画実行機能を駆使してみることです。

面白い話は考えようとしなくても、身の回りに転がっています。そして、面白いと思えれば記憶に残り、新ネタとして脳に上書きされていきます。新ネタを見つけられたら良いなという気持ちを持ちつつ頭を働かせ、「すべるかも話」をどんどん試していきましょう。

武勇伝や十八番話は、
認知機能が低下してもできる種類の話の代表

ルーティンを壊し、
身の回りに転がっている面白い話を探す

失敗体験をしたら

面白く話す練習を身近な相手でしておく

失敗談は最高のネタ

寄席でとても面白い「マクラ（枕）」を聞いたことがあります。マクラとは、本題に入る前の小話のこと。その日の演目の布石になるような話題や、今まさに世間が注目しているであろう時事ネタなどを盛り込み、観客の気持ちをほぐし落語の世界へいざないます。マクラの反応を見てその場で演目を決める噺家も多いと聞きます。

そのマクラとは、「鳩に100玉を投げ付けている人がいた」という話でした。投げ付けている人に何をしているのかと尋ねると、「鳩のエサ100円と書いてあるでしょう」と答えたそうです。見れば確かに「鳩のエサ100円」と貼り紙がある。字面だけ読めば「鳩のエサが100円玉」と読めなくもないけど、いやそれは違うよね、変だよね、と。

このマクラでは、カン違いによっておかしみが生まれていることに噺家さんが気づいたことで、高座での笑いに転換されました。

笑いというのは、まず、これはこうあるべきという思い込みのようなものがあって、そこから何かしらの理由やたまたまの偶然が生じて、本来のあるべき姿からズレてしまったときに生まれます。

日常の中でそのズレに気づけると、頭がどんどん柔らかくなります。私たちの日常で起こるズレとは何かというと、「**失敗談**」です。

ユーモアが頭の働きを柔軟にする

誰でもちょっとした失敗を毎日しているはずです。実際に私も、落語のマクラのように、講演会やセミナーの冒頭で失敗談をよく披露しています。

期限までに使わなければと、地域振興券を持って買い物に出かけたら、端数は現金かカードで支払う必要があるのに、地域振興券しか持っていないので、結局お財布を取りに帰った。保育園の息子に持たせた着替えの下着が、着替えずにそのまま戻ってきて不思議に思ったら、色と大きさと生地が似ている夫の下着だった。お恥ずかしながら、このような話は枚挙にいとまがありません。

失敗談に目を向けると、私の場合、1日1ネタくらいは簡単に見つかります。ただ、これは講演会の冒頭で場の空気をなごませるために使えそうだと思っていても、面白く話せるかどうかはわかりません。

そこで、家族など身近な人を相手に、試しに話してみるということをよくやります。テニスの壁打ち練習のようなイメージですね。

「こうするはずだったのに、こうなってしまった」というテンプレートに沿って、一度アウトプットしてみると、話す順番や2、3分に短くまとめるコツがつかめます。

さらに、相手を変えて数回話して、場の空気がなごむようであれば、できればすべりたくない場で使える「最近の話」のネタをアップデートすることができます。

失敗談がウケたかウケなかったかを、気にする必要はありません。大切なのは、**「この話、面白いかな？」と頭を使い、その体験を覚えておき、実際に話してみること**です。

会話にユーモアを交えようと日頃から意識していると、頭の使い方が変わってきます。ユーモアのセンスなんてないと思っている人でも、失敗談ならトライしやすいでしょう。

もちろん、試しに話してみる壁打ちをすると良いのは、失敗談に限ったことではありません。自分の体験を、すべてもとがめない人に一度話しておくと、いざというときに話題を提供でき、コミュニケーションを楽しめます。壁打ちは、アウトプットのための大切な準備になるのです。

日常の中のズレに気づけると、
ユーモアあふれる話し手になれる

試しに話してみる「壁打ち」が、
アウトプットの準備になる

とっさの会話に困ったら

「そういえば」をマクラ言葉と決めておく

気まずさ解消で認知機能貯金

電車の中やオフィスから駅までの道中、知り合いと一緒になったとします。親しい同期や同僚ならば気軽におしゃべりを楽しめるでしょうが、上司や部下の場合は、「おつかれさまです」と挨拶を交わしたきり、長い長い沈黙……。わざとスマホに目を落として忙しいふりをしてみたり、相手がスマホを取り出してくれたらホッとしてみたり。

たった数秒、数分とはいえ「気まずい」と感じることの多いシチュエーションです。

もちろん、黙っていたからと言って、仕事上のペナルティが科されるわけではありません。スルーしようと思えばできます。

ただ、日常でよくあるこうしたシチュエーションが、長持ちする脳を創るチャンスだとしたらどうでしょう。スルーしようと思えばそれも可能なシチュエーションで、ひるまず会話してみる。そうすると、その分だけ脳が活用でき、**認知機能貯金**をしていることになるとしたら? ちょっと得した気持ちになりますし、実践のモチベーションも上がります。

このようなとき、ポイントになるのは、**一瞬で言葉を取り出せるかどうか**です。相手が仕事関係者なら、一番の助けになるのは具体的な仕事の話でしょう。しかし、出くわした次の瞬間に、いきなりビジネスの話に入るのは、無粋と言えば無粋です。相手が面食らってしまう可能性があります。

そこで、活用しやすいのが「**そういえば**」。「そういえばさっき」「そういえば今朝」と、「そういえば」をマクラ言葉に直近のできごとを話題にします。**「最近の話」の超直近バージョン**です。さらに、「そういえば今朝、駅の自動改札で慌てて定期券を出したつもりがゲートが開かなくて、よく見たらクレジットカードだったんです」と**失敗談と合体させる方法**も汎用性があります。こうして自分から口火を切ることで会話のきっかけがつかめ、気まずさを解消できます。

「最近どう？」のムチャ振りも難なくかわせる

会話の口火を切るとき、基本的に選択肢は「**自分のことを話す**」か「**相手に尋ねる**」かの二つです。今お伝えしたように自分から話すパターンもあれば、「そういえば、引越しは済みました？」と質問し、相手の直近話に会話の流れを委ねることもできます。

直近の話題でなくても、「そういえば、広島カープ強いですね、理由って何ですか？」と、**自分が知っている相手の好みや趣味、推し活などに関する最新情報を組み入れて、質問することもできます**。

過去にそういう会話を一度でも交わしていないと難しいとは思いますが、こんなふ

図表3-4 会話に困ったら……

自分のことを話す ＝ 「そういえば」で直近の話をしてみる。失敗話と絡めても◎

「そういえばさっき、近くでテレビ番組のロケをしていたみたいです」

「そういえば今朝、とてもかわいい犬を見かけました」

相手に尋ねる ＝ 「そういえば」で質問してみる。相手の直近話、趣味などに関して聞いてみる。

「そういえば最近話題の映画はもう観ましたか？」

「そういえばマラソン大会には出ましたか？」

↓

この積み重ねが **認知機能貯金** になる

うに言葉を掛けられたら、誰でも「自分のカープ好きを覚えていてくれたんだ」とうれしくなります。そうなれば、もうこちらが無理に話そうとしなくても、相手が会話をリードしてくれる可能性が高まります。沈黙を恐れることなどなくなるのです。

逆に、「**最近どう？**」と質問されたとします。このような漠然とした丸投げ質問のシチュエーションはよくありますが、これも「そういえば」が救世主になります。

「最近どう？」は、「ちょっとお話

ししません?」の合図です。自分の直近の話で返しても良いし、相手が話したいであろうことを「で、あなたはどう?」と尋ねてあげても良いのです。相手が映画好きなことを思い出したら、「そういえば、○○監督の新作観た?」と返すと会話が広がります(図表3－4)。

仕事中に限らず、自宅マンションの前でご近所さんと一緒になるなど、プライベートでも起こり得るシチュエーションです。短い時間の中で脳をフル回転させるチャンスと捉えて楽しむか、何もしないか。たったこれだけのことですが、将来に差が出ます。

- 黙っている選択も可能な場面で「話題を探して声をかける」積み重ねが「認知機能貯金」になる
- 「そういえばさっき」「そういえば今朝」など、「そういえば」は無限活用できる
- 自分のことを話すネタが見つからないなら、相手に質問すれば良い

いつも人に「お任せします」タイプの人は

「いいね」にひと言付け加える習慣を

人生を豊かにする「主体性」の大切さ

知らない場所へ行くとき、スマホの乗り換え案内アプリで検索すれば、乗るべき路線や乗り換えに必要な時間や便利な車両まで教えてくれます。初めて行った全く不案内な地域でランチをする際も、インスタが候補の飲食店を提案してくれます。現代生活においてスマホは、困り事をすぐに解決してくれるありがたいツールです。

でも、スマホを閉じて、知らない場所で路地を1本奥へ入ってみると、素敵なカフェに出会えたりします。すると、当てもなく歩いた時間が単なる暇つぶしではなく、ちょっとした小旅行のように感じられます。

この体験の主体は自分ですね。見知らぬ路地を気が向くままに歩き、行き止まりがあればまた戻り。そんなふうに歩くうちに、その時間そのものが楽しくワクワクしたものになります。それはまさしく面白体験ですから、会話のネタにもなります。

日常には、自分を主体に行動できる機会が山のようにありますが、反対に自分の意志や希望を抑えて受動的になることでうまくいく場面も必ず出てきます。特に人間関係は持ちつ持たれつです。

たとえば、友人と旅行の計画を立てるとします。そのようなとき、「お任せするよ」と人に託し、宿や旅程などすべての提案に対して「いいと思う～！」と快く受け入れるのは、一見すると柔軟な対応です。

相手が旅の計画作りを楽しめるタイプなら、いちいち相談する手間なく自分で決定でき、その上クレームもゼロとくれば、「お任せするよ」タイプの人は理想的な旅の友でしょう。お任せしたほうにとっても、ラクして楽しい旅行ができるのですから、何も問題ないと感じるかもしれませんが、そうとは言い切れません。

決定権を自分以外の人に委ねてばかりいると、主体性が失われ自分で自分を楽しませることができなくなります。年をとって一人になったとき、**「自分はどんなことに興味があって、何をしていると楽しいか」を自分でわかっていることは大切です。**ただそれは、若いうちから周囲に頼り切るのがクセになっていると、なかなか変えられないことでもあるのです。

「それってあなたの感想ですよね？」が怖くて黙っていると……

周囲に頼り切りの人は、困ったら身近な誰かが助けてくれる環境に慣れ切っているのかもしれません。そのため日常会話でも、自分で考えて答えよう、自分で疑問を解決してみよう、ちょっとウケそうな話をしてみようと思考する習慣が薄れています。そして、自分にできることしかやろうとしない傾向になっていくのです。

人に頼るのが習い性になるのは、自分で考えてやると失敗するかもしれないという**自信のなさ**が理由になっているケースは多々あります。たとえば、配偶者や上司が

「黙って俺について来い」「あなたの意見は聞いていない」とあからさまに口にするタイプで、何を言っても無駄という状態になってしまっている可能性もあります。

今どき「黙って俺に……」という古めかしいタイプは少ないかもしれませんが、高齢の方の場合はずっとそれで来ているケースはむしろ多数派とも言えます。

また、余計なことを言って「それってあなたの感想ですよね？」と論破されて傷つくのを回避するため、考えない、考えを口にしない、微笑みを浮かべてただ従う、という作戦に徹している場合もあると思います。

年齢にかかわらず、自分の頭を使って自分で考えたくない人が、考えてくれる人を引き寄せていることもあります。身近な人から「全部やっておくから大丈夫だよ」「君はやらなくていいよ」と言われたり、何かやろうとすると「本当にできる？ 大丈夫？」と過剰な気遣いをされたりすることが多い人は、要注意です。

言っているほうは気持ち良く、言われているほうも任せておけばそれで事が済むのでラク。双方良しに思える関係性ですが、双方にとって**思考停止**を招きます。

仕事のパフォーマンスにも大きな違いが

実際、多くの高齢者を見てきてわかるのですが、若いうちは夫に従い、老いては子に従うタイプの人は、**会話においても周囲に頼ろうとしがち**です。

自分が答えなければならない場面で、夫や子どもが代わりに答えてくれることを望んだり、自分が答えたとしてもその内容で良かったのかどうかのジャッジを求めます。自信がないわけです。

自分の頭で考え、言葉を探し、相手に伝えるという脳の働きに自らストップをかけている状態は、認知機能が常に低空飛行しているのに近い状態です。そのまま年齢を重ねると、さらに認知機能低下のリスクが高まるのは言うまでもありません。

普段から「人がやってくれるならラッキー」と思いがちな人は、**頼り切りで脳をサボらせないよう、日常会話で「ひと言付け加える」工夫をしていきましょう**。相手の発言に自動的に「いいね」だけで返すうちの1回でもいいので、「〇〇だから、いい

図表3-5　会話で人に頼り切りだと、脳がサボってしまう

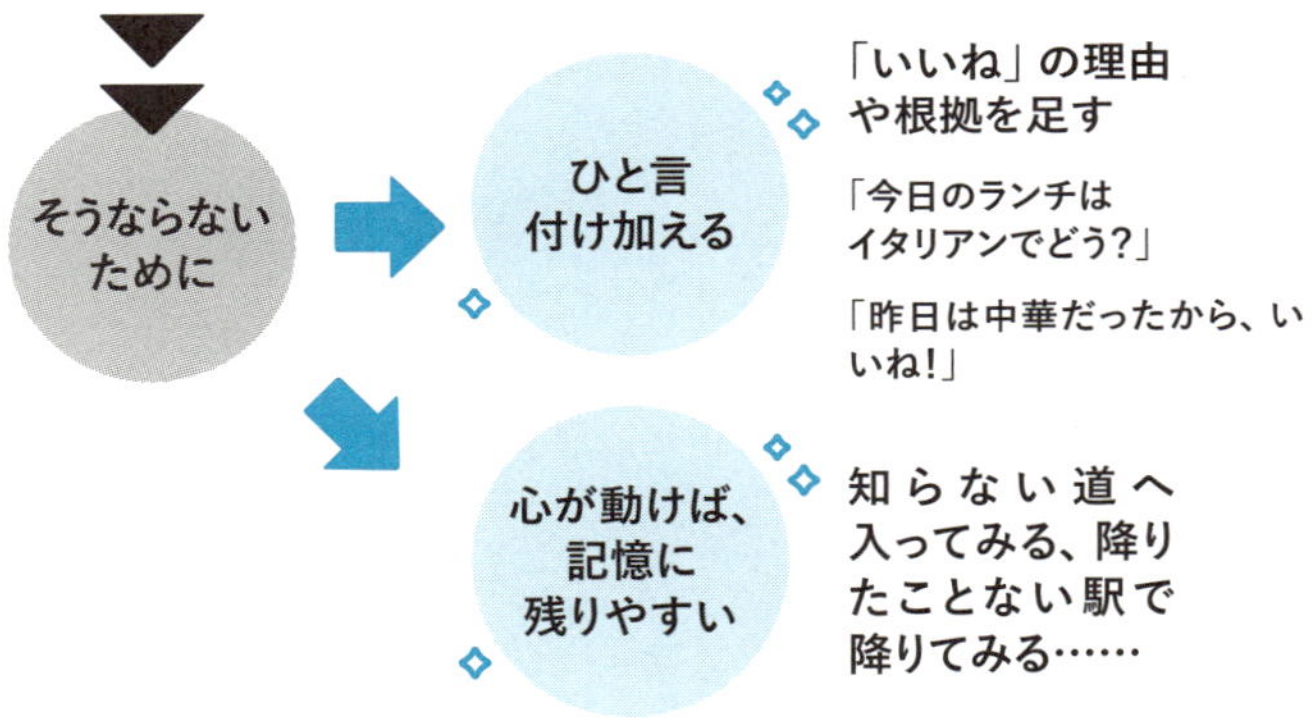
そうならないために
ひと言付け加える
「いいね」の理由や根拠を足す
「今日のランチはイタリアンでどう?」
「昨日は中華だったから、いいね!」
心が動けば、記憶に残りやすい
知らない道へ入ってみる、降りたことない駅で降りてみる……

ね」と**「いいね」の理由や根拠を足す**のです。

旅行の計画中、「宿泊は××ホテルでどう?」と提案を受けたら、「オーシャンビューで、いいね」という具合です。否定の意見を伝えるときも同様です。

相手からすると、会話にコミットしてくれた喜びがあります。

もう一つは、「**小さなチャレンジ**」です。冒頭でお伝えしたように知らない道へ入り込んでみる、降りたことのない駅で降りてみる、ニューオープンのラーメン店に並んでみるなど、探せば試せることは日常にゴロゴロしています(図表3-5)。

仕事でも同じように何かしら提案していく「小さなチャレンジ」で能力を発揮し続ければ、パフォーマンスを良い状態に保つ上で役立ちます。

親御さんが、老いては子に従うタイプの場合は、何もかも代わりにやってあげるのではなく、できないところだけをサポートし、できることはなるべく本人にやってもらうよう心がけると良いですね。

☑ 判断を他人に委ねていると、「自分で自分を楽しませる」主体性が失われる

☑ 身近に何でもやってくれる人がいるほど、認知機能低下のリスクが高まる

☑ 親が「老いては子に従え」タイプの場合、何もかもサポートするのではなく、できるだけ本人にやってもらうスタンスで

右肩上がりの充実人生を送りたいなら

普段から「聴く6」：「話す4」を目指す

認知機能が低下すると「聴く」力が弱くなる

脳が長持ちする会話とは、**相手から見える世界を想像する会話**です。同じものを見ていても、見え方は人によって異なります。一人ひとりのものの見方というメガネを交換し合うことで、一人ひとり見えているものが違うことに気づけます。そのときに欠かせないのが「**聴く**」ことです。聴くことを通じて、自分とは異なるものの見方や考え方を、自分自身の新しい視点として取り入れることができます。

そもそも**人の話を「聴く」には、脳の複雑な処理が必要になります**。人の話は、自分の思考回路とは違う、相手の思考回路が生み出したものです。自分になじみのない言葉、よく知らないできごとや状況を想像しながら、自分の思考回路とは違う文脈で語られる情報を耳から聴いた順番に処理していかなくてはいけません。

自分の話をするのであれば、自分が知っていることを自分の思考回路に任せて話せば良いのですが、人の話を聴く場合は、むしろ自分が話すよりも自分の頭を使います。好きなようにしゃべるのに比べると、脳の負担には雲泥の差があるのです。

認知機能が落ちてくると、人の話を聴いて処理する能力も低下します。ですから、「聴いていない」「聴いていたようだけど、きちんとわかっていなかった」ということが起こりやすくなります。

本当に聴けていれば脳波が動く

聴く力に関する一般的な研究手法に、聴かせる音源に関係ない音を混ぜるという方法が知られています。たとえば、有名な昔話の朗読を聞いてもらい、脳波を調べるのですが、昔話の中にそのお話ではありえないことがらをしのばせておきます。そのありえない箇所を聴いたとき、おかしいと感じたときに出る脳波が出れば、その人はきちんと聴いているということになります。「ふむふむ」と聴いているそぶりを見せていても、脳波に変化が見られなかったら、その人は聴いていないということがあぶり出せます。

ただ、このように実験で脳波を計測しなくても、しっかり聴けているかどうかを調べることはできます。相手がおそらく聴いたことがないと思われる単語や知らないであろう事象を話の中に混ぜておき、相手が「ふむふむ」というそぶりを見せるだけで何も反応を示さなかった場合、あまり聴いていないか、聴いているけれど質問を躊躇しているかのどちらかだろうと推測できます。

こちらが話し手で「聴いていないな」と感じたときは、相手が質問しやすい空気を作って促したり、本当は聴き取ってほしかった言葉や事象についての補足をしたりすれば、しっかり聴いてもらうことができます。そんなふうに会話の相手が気遣ってくれているから、自分も「聴けている」可能性があるかもしれないことを知っておくと、聴き方が変わるでしょう。

特に家族との日常会話でありがちなのが、どちらかが話しかけても、もう一方は話を聴くモードになっておらず、聴いていないというシチュエーションです。特に家事や食事など、会話以外のことをしながら会話をするときに、話す側は相手が聴けているか確かめながら話し、聴く側も、いったん手を止めるなどして聴く構えを作る工夫が有効です。

聴く姿勢＝吸収する姿勢

共想法を通して高齢者と接していると、人の話をよく聴ける方には、**何かを吸収しようという姿勢が強い**ように感じます。仕事の話だから重要で、日常会話だから神経を使わなくても良いということではなく、場面によらずどんなときでも、人との交流やその場の空気を楽しみ、自分に取り込んでいくことが、人として成長し続けていく

図表3-6　聴く力を養うには

聴く 6 ：話す 4 を目指す

＝

質問を活用する

「どうやって○○するのですか？」
「どうして○○なのですか？」
「○○のどんなところが好きですか？」
「○○のどんなところが面白いですか？」

ことにつながるのだと思います。

聴く力を養うには、**「聴く6」：「話す4」の割合を意識してみる**ことをおすすめします。

誰かと話しているとき、頭の中で考えていることの多くは「次は何を話そう」であることがほとんどです。相手の話に反応する形で、自分が話せることを探しているのです（図表3－6）。

自分が意識的に「聴こう」と思わなければ、脳は聴こうとしません。脳が「これは見ない」と決めたら、その情報は全く入ってこないようにできているのですから、聴くか聴かないかも同じです。物理的に音が耳に届いていても、聴けてはいないのです。

どのようにして6：4にするかですが、そこで大活躍するのが**質問**です。頭の中で次に自分が話すことを考える割合を、相手への質問を練る割合に変えていくことで、「聴く」ことに集中できるようになります。次に自分が話すターンが来たときも、自分が投げかけた質問によって、さらに話を「聴ける」という好循環が生まれます。

☑ 他人の思考回路や文脈で語られる話を「聴く」には、認知機能が必要

☑ 「聴いている」ようだけど、本当は「聴けていない」ことを、周囲はわかっている可能性が高い

☑ 「聴く6」:「話す4」の割合にするカギは質問

興味がない話題を振られたら

相手の思考回路をシミュレーションして楽しむ

「ふーん」の生返事は脳の跳ね返し作用

日常会話はいつも共通の関心事や話題で成り立つわけではなく、自分が全く関心のないテーマや好まないことがらが話題になることもあります。

興味がない分野の話題になったとき、「ふーん」と相槌を打てば相手の話を聴いているように見えますが、脳はほとんど活動していません。これは、無反応というよりも「**跳ね返し**」の作用で、脳が「NO！」とシャットアウトしている状態です。

脳が跳ね返してしまうと、話を聴き続けることは難しくなります。その状態で会話を続けようとすると、脳はラクなほうへ働こうとします。相手が提案している話題に関係なく、自分が好きな別の話題や得意ネタへスイッチしようとするのです。エネルギーの谷に引き込まれていくわけですね。

共想法の場合は、人の話を聴く時間がプログラムされていますから話をさえぎることはできないのですが、観察していると、話題に関心がない人は傍目にもすぐにわかります。

話し手を見ていないことが多く、うなずきなど共感の仕草も少なめです。実際、共想法実践後のアンケートには「関心がない話題だと聴く気が起こらない」という声がよくあり、本音をうかがい知ることできます。

興味がない話題をシャットアウトせず、嫌々聴き続けなければ脳の機能を保てないのかといえば、そんなことはありません。しかし、脳にストレスがかかるこういうシチュエーションでのひと工夫が、後々良い効果をもたらします。

苦手な話の中にも関心を持てる点はある

私の例で言えば、以前はゴルフに対してアレルギーがありました。

バブル期に日本中の山が切り開かれて次々とゴルフ場が作られ、はげ山になってしまいました。自然破壊もはなはだしい。農薬をまいたせいで森林や植物が死んでしまえば、山は元には戻りません。そんなゴルフ場は、おじさんたちが日曜日に家族を置き去りにして遊ぶ場所です。なんとけしからん、といった非常に悪いイメージしか持っていませんでした。

ところが、ある男性から「接待ゴルフだとしても、ゴルフという競技自体が面白いんです」という話を聴いて、はっとしました。

その人曰く、「まず、インチキができません」と。芝にボールがあり、自分がいて、風が吹くタイミングもある。うまくいくもいかないも自分次第で、真剣勝負をする限りにおいては、ゴルフは自分との勝負。「そういうところが面白くて、もはや接待する必要もないのだけれど、今でも続けています」と話してくださいました。

その話を聴いて、ゴルフの社会的背景は気にくわないけれども、競技として面白いものであるということはよくわかりました。要するに、私が苦手だったのはゴルフという競技そのものではなかったのに、先入観からゴルフの話をされると「跳ね返して」いました。それは私の思考回路がそうなっていたからです。

しかし、興味がない話でも耳を傾けてみると、他人の思考回路を少なくともシミュレーションレベルで一回は体感できます。それは、**自分の思考回路とは違う回路を使えるということ**です。

私がこの先ゴルフ場に行って休日ゴルフを楽しむことはないかもしれませんが、競技として参加できる機会があれば、「挑戦してみてもいいかも」という程度には興味を持つことができました。

思考回路が変われば、ものごとの面白がり方の引き出しが増えます。苦手な話や興味のない話を振られたときは、「自分は興味がないけど、興味がある人はどんな点を魅力に感じるのだろう?」「自分が好きでないことを好きな人は、どんなふうにそれを楽しんでいるのだろう?」と、相手の思考回路をシミュレーションするつもりで聴くと思考のレパートリーが増えます。

冷静にコミュニケーションを取ろうとしても、のっけからケンカ腰だったり、アグレッシブでかみついたりすることが多い人は、自分の苦手や嫌いなものを最初から切り捨てていることになります。それが習慣になると、思考のレパートリーが増えないだけでなく、結局、**語彙も増えません**。語彙が豊かな人は、話の内容に関する**食わず嫌いをしないこと**が大きく貢献しているのかもしれません。

会話中に「今跳ね返したかもしれない」と気づけたら、脳を活用する習慣を身につけるチャンスです。

- 相槌を打っていても、脳は相手の話を跳ね返しているかもしれない

- 「どんな点が面白い？」と関心を持って聴けば、相手の思考回路をシミュレーションできる

- 「興味がない話は聴かない」というスタンスは、語彙を貧弱にする

マウントを取る相手との会話は

「……とこの人は言っている」の観察モードで聴く

優劣をつけたい人の会話の特徴

何かとマウントを取りたがる人との会話は、話す当人の気分が良いのはわかりますが、聴いているほうはストレスです。単なるコミュニケーションのクセで悪意がないとしても、自分のことを値踏みされているようで嫌な気持ちになります。

意識的でも無意識的でもマウントを取りがちな人は、人との交流に常に勝ち負けの要素があると考えているのかもしれません。それが、会話にも現れている可能性があります。

以前、高齢者中心の共想法で、「誰の話が一番面白かったか、順位はつけないんですか？」と尋ねられたことがあります。共想法は会話を通して他人が見ている世界を想像し、視野を広げて認知機能を保つためのものです。スピーチ大会ではないのですが、どんな集団であってもその中で自分のランク付けが気になる人がいるということでしょう。

心理学の分野で開発された、社会的比較傾向（自分と他者を比較する傾向）に関する質問紙を用いた私たちの研究で、興味深いことがわかっています。この質問紙は、「人と能力を比較する傾向がある」か、「人と考えの違いを比較する傾向があるか」ということを読み取れるものです。

高齢者を対象に調査をしたところ、質問に対して**「人と考えの違いを比較する傾向がある」と答えた人は、記憶機能が保たれており、かつ、脳の構造や機能についても良い状態にある**という結果が得られました。

「人と能力を比較する傾向がある」人は、人の話を聴いて考えを取り入れるよりも、相手が自分より上か下かを調べるために会話を利用する傾向があるのでしょう。そして、下なら聴かない、上ならへつらうと、無意識のうちに判断しているのかもしれません。

ただし、若い頃から人との能力の比較よりも人と考えを比較する傾向がある人が高齢になっても記憶機能が保たれているのか、若い頃は同じくらいの記憶機能だったけれど人と考えを比較する傾向のある人だけが年齢を重ねても記憶機能が保たれているのか、という点については今後のさらなる研究が必要です。もしも、高齢になるに従ってその差がつくのだとしたら、それは明らかに生活習慣や長年の蓄積によるものです。

現段階では、**「人と考えを比べる傾向がある」人は、明らかに良い脳の特徴を持ち記憶機能を保っている**という結果が出ているので、**日々の会話で人の考えに興味を持つことは推奨できる**と言えます。

相手が「どう思われたがっているか」を聴き取る

では、マウントを取ろうとする人との会話でどんなことに気をつけていれば、ストレスを受けずに済むでしょう。

マウントを取るということは、「こういうふうに見られたい」という思いに正直であるということです。「どう思われたいか」が丸わかりで、その人の欲望はガラス張り状態と言えます。

そこで、その欲望のポイントに注目しながら、**心の中では「観察モード」で聴くという方法**があります。たとえば、相手が「同期で最初にリーダーに抜擢されたので残業続き」「早く帰宅できる人がうらやましい」とマウントを取る場合なら、「自分は優秀だ……とこの人は言っている」

と、観察モードで受け止め、心の中でナレーションを入れるのです。

「自分はモテる……と言いたいらしい」
「あなたより私のほうが上司に信頼されている……と言いたかった」
など、バリエーションは豊富です。

コツは、相手の言葉に反応せず、「こう思われたいから、こう言う」「そういうふうに思われたいから、一生懸命アピールしている」と、淡々と観察することです。そして、「そうなんですね」「なるほど」と合いの手を打つとよいでしょう。相手にもよりますが、マウントを取ろうとしていることが明らかであれば、接客業の人が使うとされる「さしすせそ」、「さすがですね」「知らなかった」「すごいですね」「センスいいですね」「そうなんですね」が役に立ちます。

そうすると、メンタルを守れるだけでなく、自分では全く考えつかないような視点や思想を知れるオマケがつくという幸運に恵まれることもあります。苦痛なはずの時間を有益に変えられるのです。これは、前項目で紹介した思考シミュレーションの一種です。

- 人と考えを比較する傾向がある高齢者は、記憶機能が保たれている

- 「自分は優秀だ……とこの人は言っている」と心の中でナレーションを入れると、相手の自慢話に反応せず、ストレスを軽減できる

人と話すと疲れてしまうときこそ

相手の話に最後まで耳を傾ける

批判的に話を聴く相手にはフィルターをかける

会話は、本来クリエイティブなものです。互いに刺激し合い、脳をフル活用することで、新しいアイデアが生まれることもあります。気持ちが通って楽しい時間を過ごせ、リラックスできるなど、ポジティブな効果も期待できます。

しかし、それとは反対に、生産性に乏しく、気持ちも通わず、むしろストレスが溜まるばかりで疲れる会話もあります。

理由の一つとして挙げられるのが、相手が人の話を否定的に聴くタイプの場合です。

会話においてダメ出しで存在感を示そうとする人は、少なからずいます。なかには、「人の話は批判的に聴くことで頭の良さを示せるのだ」というスタンスで、絶対に批判してやろうと手ぐすねを引いて待ち構えている人もいます。

ただ、こういう聴き方、話し方をするタイプの人は、相手の話を細かいところまでよく聴けているとも言えるのです。取りこぼすことなく聴けているからダメ出しができるわけですが、粗探しのような聴き方をされると、話す立場からすると疲れてしまいます。

付き合い上、避けるわけにはいかないけれど、「こういう会話って本当に嫌だ」というコミュニケーションをする人がいるとします。

そういう人と話す必要があるとき、私は相手の話をわりと額面通りに聴いてしまうほうなので、**心の中で「ちょっと待て、この人は確か真に受けなくていいはずだ」と自分に対してつぶやき、フィルター処理をかけます**。特に、人格否定ともとれるような発言に対して防衛が必要な場合は、ダメージを最小限に抑えるため、そのようにします。

とは言っても、真に受けないと決めただけでは、相手のネガティブな発言に引きずられてしまうこともあります。そこで、前項目で紹介したマウント対策の「**観察モード**」を併用することで、さらにディフェンスを固めることができます。**「真に受けなくていいはずだ」＋「こんな的確なダメ出しをできる俺は頭がいい……と言いたいらしい」という具合です**。

相手がダメ出しで存在感を誇示しようが、人格を否定してこようが、マウントを取ろうが、鋼のメンタルでサクサクさばけるという人には、もっと上手い方法があるでしょう。ただ、あまり刺激的でなくやり過ごしたい人には、こんなソフトな方法を提案します。内容が的確な場合もあるかもしれませんので、ネガティブな感情は引き算し、内容だけ聞き取って、論理的に確からしければ取り入れれば良いのです。

受け止めスタンスで肯定的に聴ける

会話をしていて疲れてしまう、もう一つの理由として考えられるのが、**自分が人の話を否定的に聴いている**ことです。

自覚しづらい点ではあるのですが、人の話を聴きながら「それは違う」「いやそうではなく」など否定の言葉が頭に浮かんだときは、聴き方を少し工夫してみてください。具体的には、**相手の発言を評価する前に、とりあえず受け止めてみます**。受け止めるとはどういうことかというと、「**最後まで聴く**」ことです。

最後まで聴こうと意識していると、相手の話にいちいち反応して「いや、それは」「というか、その考えよりも」などと話を遮ることがなくなります。批判したい感情が自然におさまり、相手の話をだんだん聴けるようになるのです。

こうして、**批判のスタンスから受け止めのスタンスにスイッチしてみると、同じものごとの違う捉え方に気づけるきっかけになります**。単純に「この人はこう考えているのだな」とそのままを受け止められるようになるわけです。

たとえば、ウマが合わない仕事関係者だからといって話を否定的に聴いていると、大事なヒントや提案を切り捨ててしまう可能性があるだけでなく、自分で成長の芽を摘んでしまうことになるかもしれません。

受け止めて聴けるようになると、「あの人は話をよく聴いてくれる」と周囲からの信頼が増し、都合の悪い話や内緒の話が入ってきやすくなるというメリットを享受できます。誰でも、否定されるとわかっていたら「言わないでおこう」となりますが、「しょうもない話でも聴いてもらえるのなら話してみようか」となるのです。

人を変えることはできなくても、自分を変えることはできますし、そのほうが圧倒的に簡単です。

ここでお伝えしたことは、ストレスを溜めないコミュニケーション術です。認知機能を保つために人との交流は必要不可欠な要素ですが、どう考えても脳疲労の原因がコミュニケーションにあると感じる場合は、日々の会話を工夫していきましょう。脳はストレスを溜め過ぎるとあまり良くないことを、覚えておいてください。

話していると疲れる理由は、
「相手が否定的に聴いている」場合と、
「自分が否定的に聴いている」場合がある

ダメ出し好きな人の話は、
「真に受けなくてよい」とフィルター処理して、
脳の疲労を軽減させる

話を聴いている最中に否定の言葉が
頭に浮かんだら、とにかく最後まで聴く

仕事関係者との雑談がプレッシャーなら

「犬派？猫派？」など二択問題を設定

「推しの話」はまずい話？

出張でドイツへ行ったときのことです。チームメンバーの一人と一緒だったのですが、よくよく考えると二人きりで長時間ともにするのは初めてのことでした。オフィスで顔を合わせてはいるものの、普段は仕事の話ばかり。何気ないおしゃべりがとても新鮮に感じられました。

聞けば、彼女の日本人の知人がドイツにいるので、現地で会いたいとのこと。では別行動の時間がとれるようにスケジュールを組みましょうということになりました。

ただ、「一体、ドイツに住んでいる日本人ってどんな人?」とどうしても気になります。気になることがあると、私はすぐインタビューモードに入ってしまうので、そのときも気づいたら一歩踏み込んで尋ねていました。

すると、その日本人は牧師さんだと言うのです。ドイツには日本人向けの教会があり、日本から派遣されることがあるそうです。キリスト教の宣教師が設立した中高一貫校に通っていた私にとって、牧師さんは身近な存在でした。つい興味を持って「どんな人なんだろう? ぜひ会ってみたい」と言うと、牧師さんのほうも「牧師に興味がある人って、一体どんな人なんだろう?」と面白がってくださり、お目にかかることが叶って楽しい時間を過ごすことができました。

長距離移動中の何気ないおしゃべりの中で、私は初めて彼女がクリスチャンだと知りました。彼女も私にとってキリスト教が身近だということを初めて知ったようでした。

思想信条にまつわるような話は、あえて人にしないでおこう、特に職場では避けようという傾向が昨今強くなっているように感じます。思想信条に限らず、自分が熱く語りたい推し活や趣味の話も、あからさまに話すと偏見を持たれる可能性がある。そういうリスクは取らず、波風の立たない人間関係が良い関係と感じる人が増えているのでしょう。

雑談が、とても難しいものになっているように感じます。

雑談をハラスメントにしない方法はある

このできごとのように、仕事の関係者とふとした会話がきっかけで自己開示し合え、人間関係が深まるようなこともあります。しかし、どこまで話したり尋ねたりして良いものかと考え過ぎて働きかけるのをやめたり、無難な「大人の会話」で切り抜けようとすることが当たり前になり過ぎていないでしょうか。

最近よく、「休日は何をしているの？」という質問すらハラスメントになるので聞けないという声を耳にします。職場の人が尋ねたならプライベートに踏み込むことになるし、仕事の間柄でなくても、うっかりめったなことを尋ねて気分を害されたり、攻撃だと受け取られたりするようなことは避けたい。自分は世間話の範疇だと思っていても、相手が「プライベートまで踏み込んで来た」「ハラスメントだ」と捉えてしまう可能性は多分にあります。

特に日本人には、「秘すれば花」を美徳とする意識があります。黙っていればどの程度の人間なのか悟られないけど、話すとレベルが知れてしまう。なので、黙っていたほうが賢い。そう判断して自己開示を避けようとするケースも少なくないでしょう。

雑談の難しさが身に沁みていると、そもそも人にどう接するのが正解なのかわからなくなっていきます。しかし、コミュニケーションを試みることなくなんとなくその場をやり過ごし、「面倒だから関わらない」を決め込むのは、認知機能の面からすると良いこととは言えません。

クイズ形式で会話の安全エリアを作る

雑談が難しく感じるのは、茫漠とした平野にいる感覚があるからでしょう。その茫漠とした平野のどこかに地雷が埋まっているかもしれないわけです。ならば、地雷に怯えるよりも、自分で安全なエリアを作ってしまいましょう。**会話の「枠」**のようなものを設定するのです。

休日の過ごし方を話題にしたいならダイレクトに尋ねず、「急に1週間休みがもらえて旅行するなら、国内か海外かどちら派ですか？」という質問に転換してみます。「インドア派ですか？　アウトドア派ですか？」という手もあります。

道を歩いていて、犬の散歩とすれ違ったとしましょう。一緒にいた上司が犬に目をやるようなら、「ペット飼っていますか？」ではなく、「犬派ですか？　猫派ですか？」と質問してみます。

簡単な二択問題を設定するわけですね。

とりあえず二択で答えるのであれば、聞かれたほうもさほど負担にはならないでしょう。以前、一緒に道を歩いていた仕事関係者がすれ違う犬に視線を送るので、この質問を投げかけてみたら、「犬派ですけど、猫も3匹います」という答えが返ってきたことがあります。

こうして相手が自己開示してくれたら、そこからは会話がスムーズになります。こちらが黙っていても相手が大好きなペットの話を次々としてくれますし、こちらからも質問しやすくなります。

相手のことを知りたいとき、「○○って好きですか?」「□□ってどう思います?」と聞くと、聞かれたほうは自分の考えを言葉にしなければならず、踏み込まれた印象を受けてしまいます。どんな話題にも地雷が潜んでいる可能性はあり、こちらが全く想像しない相手のコンプレックスを刺激してしまうこともあります。

しかし、「どちらですか?」であればクイズっぽい印象があり、気軽に答えやすくなります。「イタリアンと中華ならどちら?」と聞かれて、「イタリアン」と答えたせいで人から下に見られるということも、逆に尊敬されるということもないでしょう。

雑談のプレッシャーを取り除く方法を一つ知っておくと、日常会話がぐんとラクになります。

「○○って好きですか？」の質問を、「○○と□□ではどちらが好きですか？」の二択にするだけで、相手は答えやすくなる

関心があることはスルーせず、インタビュアーになったつもりで尋ね方を工夫する

ビジネスのチーム作りの初期こそ

「これは聞かれてもOK」のフラグを立てておく

飲み会より「共想法ミーティング」

チームリーダーや部下を持つ人の多くが、できればきわどいことに抵触せず、うまく雑談したいと考えていると思います。なぜそうしたいかというと、チームのメンバーがそれぞれどういうモチベーションで仕事をしている人なのかを感じられたらと考えているからでしょう。

部下の根本を成す気持ちの在り方や考え方、希望、何をしているときが楽しいのかなどを知っていると、ゆくゆく仕事にもつながります。決して、ただ単に休日の過ごし方や詳しい属性を把握しておきたいわけではないのです。もちろん、若い社員やサポート的な役割にある人から目上に対しても同じでしょう。

従来の日本の組織の多くは縦社会で、その昔、家族同伴で社内運動会を盛り上げるようなことが当たり前に行われていました。そこから少しずつ社会が変化して、現代では部下を飲みに誘うことのハードルさえ上がったと言われています。日常の業務の多くがデジタル化され、人間関係も希薄になっています。

そうした行き過ぎた空気を取り除くために、私のチームでは新しいメンバーが入るとき、面談を兼ねて「好きなものの写真」を持ってきてもらいます。共想法を取り入れた、プチ共想法面談を行うわけです。

そうすると、新しいメンバーの人となりの最初の一歩を知ることができます。その際に知り得たことは、その後役立ちますし、逆に、写真を持参することに抵抗があり「そういうのは嫌です」という人は、もしかすると当チームに合わないかもしれないということもわかります。

半年に1回程度、チームメンバーのミーティングを行うのですが、そのときも共想法をアレンジしています。何十人もいる旧来メンバーの中に新しくポンと一人で入ると、その人はどんなメンバーがいるのか覚え切れないのですが、ミーティングで「好きなものごと」「近所の名所」などの話を、仕事の内容に加えて、一人1分ずつしてもらうと、「この人は近所のお寺の話をした人だな」と比較的覚えやすくなります。

新しく来た人を見る、前からいる人の側からしても、名前や経歴という記号ではなく、その人の世界の一端に触れることができるので、「今回来た人はこんな話をしたな」と記憶に残りやすくなります。

「人となり」が記憶に残る雑談が大切

どの職場でも、共想法ミーティングやプチ共想法面談を実践できるわけではないでしょう。それができなくても、互いが互いの情報に触れやすい状況を作れるよう、日頃から種をまいて知恵を絞れば良いのだと思います。

たとえば、上司が部下に「休日何してるの?」と聞くとハラスメントだと思われそうなのでためらわれます。けれども、雑談の中で部下が「私は山登りが好きなので、週末に丹沢近くの〇〇山に登りました」と話し、それを上司が覚えていたらどうでしょう。その部下は山登りが好きなのだとわかるので、以後、「山登りのことは触れてもいいらしい」ということになります。自己開示をしてもあげ足を取られない文化の職場かどうか、確かめたうえで試してみてください。

こうして**「前もって自分から話しておく」ことは小さな自己開示**になり、「山登りは私にとって話してもオッケーなことです」と、フラグを立てておくことができます。知られたくないことを言う必要はなく、「実は触れてもらってもかまわない」「むしろ聞いてちょうだい」といったことがらがもしもあれば、それをぼそっとつぶやいておくわけです。

たとえ小さくても目印があれば、相手にとって恐れず話しかけやすい対象となり得ます。部下から上司に尋ねにくいことも多々ありますから、上司も同じように「前もって自分から話しておく」とコミュニケーションが円滑になり、職場が活気づきます。もちろん、その自己開示をきちんと聴き合っておかなければ意味はないのですが。

何かとハラスメントだと捉えられるような雑談も難しい時代で、今はさまざまなことの過渡期なのかもしれません。

年代、性別、国籍など、ダイバーシティの広がりが大きい職場も増えています。私のチームもまさにそうです。人と人がせっかく一緒に仕事したり、同じ方向性で何かの活動をしたりしていこうとするなら、多少なりとも人となりをわかった上で、人間関係をプラスに作用させたいものです。

「最近、こんなことにハマってるんだ」と、スマホの写真を見せることも小さな自己開示です。単なる自慢やマウントにならないよう気をつけたいところですが、自分から情報を提供すれば、相手も自己開示しやすくなります。こんな方法を知っていれば、雑談はたやすいものに変わります。

- チーム作りには、飲み会よりも「好きなものの写真」を持ち寄る「プチ共想法面談」「共想法ミーティング」が効果的

- 推し活、趣味など、仕事とは関係ない聞かれても困らない情報を、周囲にそれとなく伝えておく

- 上司や部下が自己開示してくれた情報は、逃さず記憶に留め、話のネタに活用する

仕事で「報告」するときは

体験と得た知識をセットで話す

記憶機能が高いと、過去を具体的に語れる

高齢者を対象にした実験で、記憶機能が保たれている人は、話す内容に「**最近の知識**」がより多く含まれているという結果が得られたことは、すでにお伝えしましたね。同様に、記憶機能が高い人は、**具体性を持った過去の体験をしっかり話せる**こともわかっています。

自分の過去の体験を誰かに伝えるとき、「楽しかった」「良かった」といった感想だけでなく、どんなところで何を見て、具体的に何が「楽しかった」のか、どんな体験

をして「良かった」のか、言葉で表現することには**記憶機能**を必要とします。

ビジネスに置き換えてみると、わかりやすいかもしれません。たとえば、「展示会へ行って報告する」というミッションを受けたとき、「面白かったです」「人がたくさんいて活気がありました」と感想を述べただけだったり、「午前中は国内企業コーナーを見て、午後は海外企業コーナーをまわりました」と行動を時系列で伝えただけだったりでは、十分な仕事をしたとは認められないでしょう。上司は残念に感じているはずです。

報告を待つ側の上司や先輩は、「どこの会社の何の製品が良かったのか」「わが社の新商品をおびやかすような画期的な商品は存在していたか」「ライバル社の社員は誰が来ていたか」、そして、どんな気づきや課題の発見をしたのか、ビジネスにダイレクトに役立つ情報を教えてほしいと思っているはずです。その肝心なところをきちんと口頭で報告するには、具体的な情報の記憶と、それについて自分の頭で考えることなしには難しいでしょう。

作文が苦手な小学生が、感想や自分の体験を時系列で書くしかできないのは、そうしたアウトプットのための準備ができていないからです。実は、私がそうでした。小学校の途中で転校したら、転校した先は、毎日日記を書く宿題がある学校だったのです。もともと、作文の宿題が大の苦手だったので困ってしまいました。

でも、「その日あった一番面白いことを書きなさい」と教わり、コツがつかめてくると、日記を書こうとするたびに、書くことがないと泣かずに済むようになりました。今日一番面白かった体験が具体的になれば、なぜ自分がそう思うのか、どんなことを考えたのか、頭からスラスラ出てきます。そのうち、「今日日記に書くのはこのできごとだな」と、ネタ探しを楽しめるようになりました。

報告は脳を活用するチャンス

報告とは、自分の体験と、その体験から得た知識をまとめて伝えることです。日々の生活の中で体験したことを、具体性を持って丁寧に語れると、報告として質が高くなるだけでなく、頭をしっかり働かせることができます。

意外に気づかないのですが、日常会話でわりと比重が高いのが、過去の体験についての話なのです。「最近の話」も、直近のことを覚えておいて話すのですから、内容は近い過去のもの。**日常会話には、報告の要素がとても多い**わけです。

報告をうまくやる頭の使い方は、仕事の現役時代だけで十分だと考えているとしたら、リタイア後はそういう頭の使い方をしないことになります。仕事っぽい頭の使い方を日常生活にも転用してみると、リタイア後の高齢の方も、頭をクリアに保てるのではないかと思います。

日々の外出、遊びのイベント、仕事、出張、旅行など、せめて1個はネタを作って帰ることを目指してみてはどうでしょう。遠い未来まで脳を長持ちさせる効用だけでなく、今のパフォーマンスアップも期待できます。

☑仕事での報告に具体性が足りない人は、
アウトプットの準備をしっかり行う

☑日常のお出かけ、旅行では、
「一番面白かったこと」を頭に刻む習慣を

自由に好きなだけ話せる状況でも

自分の話は1分でまとめる

話し始めるのも、話し終わるのも難しい

認知機能が下がってきた人や、日常の中で会話の機会が少ない人が、複数の人との会話に参加すると、うまく言葉が見つからず話し始めることが難しかったり、反対に、一度話し始めると終わらなくなってしまったりすることがあります。

「話し始める」とは、話していない状態から話している状態に切り替えることです。

「話し終わる」とは、話している状態から話していない状態への切り替えです。

車の運転にたとえると、「話し始める」とは、エンジンをかけてアクセルを踏むこ

と、「話し終わる」とは、ブレーキを踏んでエンジンを切ること。両者には、現在の状態とは別の状態に切り替えるという共通点があります。どちらも、エネルギーが必要です。

どちらが難しいかは人によって異なり、どちらかが苦手な人もいれば、両方ともに難しい人もいます。特に高齢者の複数の会話でよく見られるのが、話し出すのが苦手な人が司会者に発言を促されて話し出し、止まらなくなってしまうという状態です。

そうすると、周囲の人がだんだん話についていけなくなり、話を聴いていない人が現れます。話している人は、話すことに一生懸命で、聴いていない人、他に話したそうな人がいても気づかないことが多いです。司会者がいる場合は、さりげなく、他に話したそうな人に振ることになりますが、司会者がいない通常の雑談では、気まずい状態になります。

話し始めるのが難しい場合は、何かしらのネタを頭に入れ、アウトプットの準備をして会話に臨むことを習慣にするとハードルが低くなります。「最近の話」や「面白いネタ」など、自分のことを話すのに抵抗があるときは、質問の形で口を開く手もあります。
話し終わるのが難しい場合にも、対応策があります。

最初から100％伝えようとしなくても大丈夫

話し終わるのが難しく一度口を開くと長くなってしまう理由は、すべて言葉にしないと相手に伝わらないという思いがあるからです。些末な情報に至るまで丁寧に話していると話が込み入ってきて、そのうち話が主題から逸れたり広がったりしてしまいます。収集がつかなくなってしまうわけです。話が逸れていることを自覚できて、自分で話を戻すこともできますが、聴いているほうからするとかなりの寄り道です。

気をつけると良いのは、**最初から100％伝えようと思わなくても良い**ということです。細かく説明しながら話さなくても、わからなければ聴いている相手が質問をしてくれます。全部話し切らず質問の余地を残すのは、双方向の会話をする上でも良い習慣になります。

そのための具体的な方法として、**話したい内容（できごと）の「どこを切り取るか」を考えて話し始める**ことをおすすめします。

「人間は考える葦である」という名言で知られる哲学者パスカルは、友人への手紙にこんな言葉を記したと言われています。「今日は時間があまりなく、手紙が長くなってしまいました」。時間がなかったから短文になったのではなく、時間がなくて長くなってしまった。要するに、伝えたい内容をコンパクトにまとめることは、長い文章を書くよりも難しいと言っているのです。

話をまとめるには、短い分量の中で筋道を立てて考える必要があります。ですから、短くまとめようとすると、自然に論理力を磨く訓練ができることになります。会話でこれを意識していると、日常の中で認知機能を保つトレーニングができます。

話が長いと言われることが多い人、またその自覚がある人は、長くても1分で一つの発言を切り上げることを目標にしてみましょう。

1分間に話せる文字数は300文字と言われています。400字詰めの原稿用紙の4分の3ですね。話し言葉で、途中言いよどんだり、間をあけたりしながら話すと、

図表3-7　話を短くまとめるコツ

- 話のどこを切り取るかを考える
- 1分で一つの話題を切り上げる
  - → 文字にすると200文字

最初から100%伝えようと思わなくてOK

２００文字くらいになるでしょうか（図表３－７）。会議や打ち合わせで話す機会があるときは、前もって文章にしてみると１分間の感覚がつかめます。話が長くなってしまいそうなとき、私は「長くなったら途中で切ってください」と周囲に伝えておきます。

気の置けない人たちとの自由な会話でも、ちょっと意識してみると伝えたいことがより明確に伝わり、双方向の楽しい会話になるでしょう。

- 長く話し続けるより、手短に話をまとめるほうが認知機能を保つトレーニングになる
- 最初から全部話さなくても、わからなければ相手が質問してくれる
- 短くまとめる時間の目安は1分間で、文字数にすると200字（原稿用紙の半分）くらい

上司や部下と話すときは

一つは質問すると決めて話を聴く

「質問」で聴けているかどうかわかる

カフェや電車で周囲に耳を澄ませていると、よく出くわす会話があります。誰か一人の発言が終わろうとするタイミングで、別の人が「私はね」と続けて自分の話をし、その途中でまた別の人が「私もね」と自分の話を始めるというタイプの会話です。

このように、話し手が話し終える寸前や話し切ったタイミングで、他の人が自分の話を始めるという連鎖で、全員の話が言いっぱなしになる「おしゃべりあるある」は日常会話でよくあります。

全員が発言をかぶせ合っているわけですが、その場のボルテージは上がり、ワイワイと楽しいですよね。頭に栄養を与えるために人との交流は大切ですから、日常の中にこうした会話の機会があることは素晴らしいのですが、安心してばかりもいられません。

研究の一環として、大阪の岸和田市で共想法を実践したことがあります。岸和田といえば長い伝統がある「岸和田だんじり祭り」がすぐに思い浮かびます。大らかでパワフルな大阪の人たちはおしゃべりで話し上手な人が多いというイメージがあり、共想法のルールで話すのは簡単だろうと思いきや、結果は意外なものでした。

共想法は「1分間で自分の写真について話す」→「他の参加者の写真の話を聴く」→「自分の話について質問を受ける」→「他の参加者への質問を考える」という流れでしたね。

岸和田では、多くの方が自分の話は流暢にできるのですが、他の参加者への質問の時間になると、質問ではなく自分の話をしてしまうのです。「質問をお願いします」とお伝えすると、「言いたいことならなんぼでも言えるけど、質問はなんも浮かばばへん」「いやあ、難しいわ！」となってしまいます。

無事に質問できた場合でも、話し手が話題提供のときすでに話した内容について、重ねて尋ねるという特徴がよく見られました。これは、人の話を細かく聴けていないことを示しています。たとえば、「今年のGWに京都旅行で食べたおばんざい料理の写真」について1分間話した人がいたとして、その人への質問に「京都はいつ行ったのですか？」と言うようなことです。

聴いたはずのことを質問してしまうのは、聴くことに集中していない、聴いて理解することが難しくなっている、もしくは、**今さっき聴いた話を覚えておくことが難しくなっている可能性があることも示しています**。実は、深刻なのです。もちろんそれでも、聞くは一時の恥です。聞き返すことで今度こそ頭に入るのであれば、恥ずかしがって聞かない場合よりも、そこで知識を定着できる点でずっと良いです。

岸和田の例として紹介しましたが、今挙げたようなことは共想法を実施するとよく見られますし、日常会話でもよく起こります。さっき話したばかりのことについて尋ねられ、戸惑った経験は誰もがしているのではないでしょうか。もしかしたら、あなたの上司や部下があなたに対して日頃感じているかもしれません……。

「聴き方チェック」で、質問が怖くなくなる

共想法の体験者から「質問って難しい」という感想がよく聞かれるのですが、それは「聴く」のが難しいということです。では、どう聴けば良いのでしょう。

意識しておくと良いのは、**「質問するつもりで聴く」**ことです。その際、次のようなことを心に留めておくと聴き方が変わります。

〈聴き方チェック〉
・何を話していたか尋ねられたら答えられるように内容をしっかりと聴く
・話している人がどのような気持ちで、何を伝えたいのかを考え、その人になりきって聴く
・話の中身を批判、評価せずに聴く

図表3-8　質問が難しい

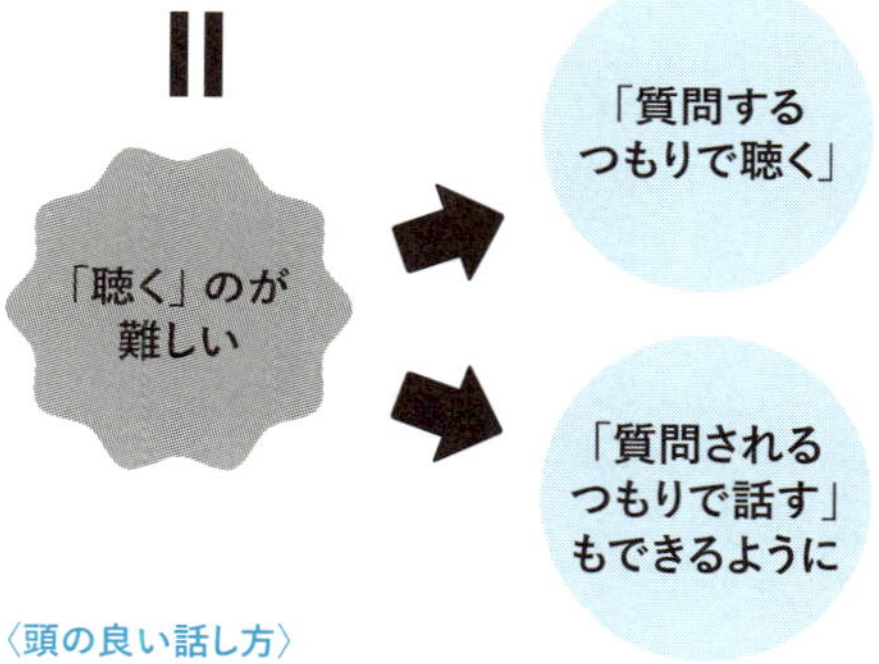
＝
「聴く」のが難しい
「質問するつもりで聴く」
「質問されるつもりで話す」もできるように

〈頭の良い話し方〉

「○○について報告します」（話の目的を具体的に伝える）

「○○とは××ということです」（結論から述べる）

「たとえば、○○ということです」（具体例を示す）

・質問や感想を考えながら聴く

仕事のミーティングやプレゼンなど、「**一つは質問すると決めて聴く**」ようにすると、その場で自分が困らないだけでなく、話し手に敬意を示すことにもつながります。そして、「質問するつもりで聴く」ができるようになると、「質問されるつもりで話す」もできるようになります。

結果として、頭の良い話し方も会得できるのです（図表3－8）。

「私はね」「私もね」とかぶせ合う「おしゃべりあるある」を楽しみながらも聴く工夫をしてみる

質問が苦手な人は、「聴き方チェック」を心に留め、質問するつもりで聴く

相手から知らないワードが出たら

スルーせず「○○って何？」と質問する

「秘すれば花」はリスキー

質問は、頭の柔らかさや認知機能のレベルを知る一つの目安です。相対的に見て、日本人は欧米人に比べて質問に対して消極的な傾向があります。それは、「質問は無知をさらすようで恥ずかしい」と捉えているからではないでしょうか。

本当は知りたいし、教えてほしいと思っているのに、みっともない姿を人に見られたくないからそのままにしておく。特に年下に聞くのは苦手。プライドが邪魔して、その一時一時、恥をかかないことを重要視して振る舞うのは、いわば減点主義です。

減点主義が当たり前になってしまうと、「何もしないのが一番だ」となります。

共想法を初めて実施したとき、参加者に簡単な振り返りシートを提出していただき、その後ざっくばらんな個別面談を行いました。振り返りシートの中に、「自分を隠すのが本当に大変だった」と書いたとても印象的な方がいました。

この人は何を隠そうとしていたのだろう？と思いました。私からはその人らしさが出ていたように感じていました。面談を進めるうちにわかったのですが、「自分のことが知られたくなかった」のだと言うのです。

子どもの頃から、あるいは社会に出て以降、何かのきっかけで、余計なことを言うと足を引っ張られて嫌な思いをすると、学んでしまうことがあります。そのため、自分のことを話すときも相手に尋ねるときも、本質的なことからはできるだけ距離を置き、表層的な内容に留めるすべが身についてしまうのです。

そうやって「秘すれば花」でいれば、自分が傷つくこともなく、プライドが保たれます。日常会話や人と接する際の振る舞いの中で減点に作用する可能性がある行動は、極力避けて通ろうとするのが習慣になってしまいます。このスタンスが人との交流の場面でのデフォルトになると、認知機能的にはとてもリスキーです。

プライドと認知機能低下の関係

そもそも質問とは何かというと、**相手の考え方やものの見方の背景にある、まだ言葉になっていないものを言葉にしてもらうためにいろいろな角度から行うアプローチ**です。うまく質問できれば、相手の話を深く理解することができ、相手の視点を借りてものごとを見るきっかけを得られます。もちろん、有益な情報が引き出せることもあります。

しかし、質問するには、頭を使って適切な問いを考えなければなりません。質問によって、答える側の頭の中がわかりますが、問う側の頭の中も透けて見えてしまうのです。「それが面倒だから何もしないのが一番だ」というのは、会話における工夫をしないというだけでなく、**自分をアップデートし続けないことを良しとすることになります。脳にとって一番良くないのはその点です。**

私がこれまで会話を研究してきて、確信を持って言えることが一つあります。それは、「**知っていることで済ませようと思ったら老化の始まり**」ということです。

自分が知っていることや関心があることしか会話の話題にしない。

自分がうまくできるとわかっていることしかやろうとしない。

自分のやり方に固執し、絶対に変えない。

このような傾向がある人は、認知機能が低下しやすいタイプなのではないかという考えを持つにいたりました。もしも自分がこのタイプに近いと感じるなら、自分をアップデートし続けるために簡単なことから始めてみましょう。

そのやり方の中で、いつでもどこでもできるのが**質問**だと私は考えています。会話の中で自分の知らない言葉が出てきたときに知ったかぶりをしがちなら、「**〇〇って何?**」と質問してみます。「〇〇って何?」を口グセにするつもりでいると良いでしょう。

話の腰を折るようなら、話の流れがいったん落ち着くところまで質問を覚えておけば、「さっき言ってた○○のことなんだけど」と切り出せます。

まずは覚えておいて、自分で検索してある程度調べたうえで、「このあいだ言ってた○○についてもっと教えてくれる?」と、時間差で投げかけるのも良いと思います。覚えておくことで脳を使える上、語彙も知識も増えます。

こんな方法が、世代間のコミュニケーションギャップ解消にも役立つでしょう。今自分の頭の中にある情報に固執せず、思考のエリアを拡張していけます。

知っていることで済ませようと思ったら老化の始まり

「○○って何?」を口グセにする

質問が世代間のコミュニケーションギャップ解消に役立つ

相手が自分の話をしてくれたとき

質問でその話に乗っかり会話を広げる

自分の物差しだけで考えない

明治生まれの双子姉妹で、１００歳を過ぎても元気だったことからＣＭやテレビ番組で人気だった成田きんさんと蟹江ぎんさんをご存じの方も多いと思います。ご縁があり、ぎんさんの４人の娘さん姉妹が、80代後半から90代頃にかけて、お目にかかったことがあります。姉妹の会話が活発なので、その特徴を解析してほしいとの依頼があり、テレビ番組の取材に同行し、それがきっかけで、その後も研究としてしばらく、会話を解析させていただいたのです。

みなさんおしゃべりで話題が豊富なのですが、お話しした中でとても印象に残っているのが、「昔の物差しで今のことを測ったらいかん。今の物差しで昔のことを測ったらいかん」という言葉でした。

世の中のニュースやワイドショーは、昔のことを今の物差しで測ったり、今のことを昔の物差しで測ったりしているような話が多いけれど、「物差しを違う時代に当てちゃいけない」とおっしゃるのです。高齢になると多くの場合「昔はこうだった」「今のことはわからん」となるのに、今と昔の物差しは違うということ、そしてその物差しの当て方がおかしいことに気づいていることに感動しました。

ぎんさんの娘さんたちのように、高齢で認知機能を保てている人は、**ものの見方や考え方が相対化できています。自分が見ているものや目の前の現実だけを信じて、ものごとを判断するのは危険だと、自分の認識と事実が切り分けられているのです。**

他方、自分の物差ししかないと、自分の常識が世の中の常識だと思い込んでしまいます。年齢にかかわらず、「自分はわりと常識的な人間だ」と思っている人の中には、「常識は人によって違う」「国によって違う」「時代によって違う」とは、心から思っていない人が多いようです。自分に見えているものが事実で、すべて。それでは、相対化からはほど遠いでしょう。

自分の認識がすべてではなく、自分が興味を持たないものを追求したり愛でたりする人がいることを理解するには、先にもお伝えしたようにその人の思考回路をシミュレーションしながらその人になりきって聴くということを積み重ねていくとよいのだと思います。特に、会話している相手が自分の話をしてくれたときは、相手の物差しを知る大きなチャンスです。

興味がない話題こそ質問力を伸ばす良い機会

知人に大学でポルトガル語を専攻していた女性がいるのですが、人から必ず「なぜポルトガル語?」と聞かれるそうです。その問いに対して彼女が答えると、だいたいの場合、「へぇ」「そうなんだ」といった薄いリアクションでその話題は終了してしまいます。ときには、「それって面白いんですか?」「何のために?」といった、少々傷つくような反応も少なくないとのことでした。

人が自分の話をしてくれたとき、その内容についてこちらが不案内だったり興味が湧かないと、ついうっかり聞き逃したり生返事でやり過ごしてしまうことはあります。自分の常識が世間の常識と思っていると、他人の常識を「それはありえない」などと感じて、脳が無意識に跳ね返してしまうのです。

しかし、どんな小さなことでも相手が自分の話をしてくれたら、まずはその話に乗っかってみようと心がけていると、跳ね返す確率は低くなり、話を広げるのも楽々できるようになります。

話に乗っかるときに大活躍するのが質問です。

知人のポルトガル語の例で言えば、「そもそもどうして語学を?」と尋ねてみます。「**そもそも**」は、時間軸でさかのぼって教えてほしいという質問者側の気持ちが伝わります。尋ねられた側からするとうれしい問いであり、答えることに楽しみを見い出せます。

何か一つ有益な情報を得るために、具体的に尋ねるという手もあります。知人はある人に「じゃあ、後学のためにポルトガル語で『トイレはどこですか』を教えてもらえますか?」と聞かれ、話の広げ方のうまさに感心したと言います。

相手に教えを乞うスタンスで尋ねるこの方法は、たとえば出身地の話ならば「〇〇県に旅行するなら絶対にはずさないほうがいい観光地はどこですか?」といった具合にアレンジできます。

その話題を選んだ経緯やきっかけについて質問する方法もあります。「今その話をしてくれたのには何か理由がある?」。これはつまり、「今どんなことに興味を持っているから、そんなニュースを知っているのですか?」と、相手の思考回路を探っているわけです。

相手が自分の話をしてくれたとき、たったこれくらいのことに意識を向けているだけで、頭はかなり柔軟になり、人間関係も良くなるので一石二鳥です。仕事では日常的にやっていることだなと感じた人は、プライベートでも実践してみましょう。

☑ 会話は、ものごとを相対化できているかを確かめる機会になる

☑ 相手が自分の話をしてくれたら、「そもそも」を活用して深掘りしてみる

第4章

【実践編】脳の健康を保つ生活術

認知症予防の継続的アプローチを今日から！

年齢を重ねても認知機能を保つには、「すると良いこと」をコツコツ続けることが大切です。そのためには、総合的なアプローチが物を言います。本章では、生活の中で実践できるアプローチ方法を具体的にまとめました。自分が気になることから、まずは行動に移してみてください。最初の八つは、第2章でご紹介した、たとえ脳や身体の老化が進んでも、脳の使い方の工夫で長持ちさせる「認知的アプローチ」、次の四つは、脳や体の老化を遅らせる「生理的アプローチ」に相当します。最後の四つで、周りにいる心配な人の認知症予防を助ける方法をご紹介します。

脳を健康に保つための対策を後回しにせず今始められた人から、この先の人生がイキイキとしたものへシフトチェンジしていきます。

生活の工夫で、脳や身体が老化しても認知機能低下を遅らせる

〈認知的アプローチ編〉

メモより日記で体験記録

認知機能の低下を防ぐため、日常の中の面白いネタを覚えておいて会話に盛り込む工夫が必要です。頭の中で覚えておければそれに越したことはないのですが、難しい場合は「**書き留める**」という方法も活用していきましょう。最も手っ取り早い手段がメモ。さらにおすすめなのが**日記**です。

日記には、日常でのネタ探しが習慣化しやすくなるだけでなく、**文章をアウトプットすることで、言語能力が鍛えられる**というメリットがあります。

日記を書こうと意識すると、頭の中には、マネージャー役とプレーヤー役の二人が現れます。

アウトプットが念頭にある場合、まさにその体験をしている最中に、マネージャー役の自分が気づいて、「今体験していることは後で話のネタになりそうだから覚えておくとよい」と教えてくれます。プレーヤーであるもう一人の自分は「そうか、後で書けるようにしっかり体験して覚えておこう」と意識します。

いざ日記に書くときには、自分を観察しているマネージャー役のようなもう一人の自分が頭の中に登場し、自分の体験を客観的に振り返る役目を担ってくれます。覚えておきたい内容を取捨選択するだけでなく、プレーヤー役の自分を励ましたり、ダメ出しをしたり、体験にともなう発見や感動を共有するなど、対話相手になってくれるのです。

文章化というアウトプットによって、自分のものの見方や考え方のバリエーションが増えます。習慣化することで、認知機能を高めることができます。

写真を撮って記憶に残す

メモや日記と同様、写真も記憶に残すのに役立ちます。スマホでいつでも手軽に撮影できるので、気になったものごとをまずは撮るところから始めてもよいでしょう。すでにそういう習慣がある人も多いと思います。

そしてひとひねり、溜まった写真を見返すと良いです。**もう一度見ることで、記憶が定着しやすくなります。**自分が好きなものの傾向に改めて気づくこともあります。**写真が手元にあることで、人に話題を提供するというアクションが手軽になります。人に話すと、さらに記憶への定着が高まります。**

自然の中で五感をフル活用する

毎日の生活の中で「身体を解放する」習慣を持つと、脳の健康を保ちやすくなります。身体が解放されれば脳は自ずと心地よさを記憶するので、ストレスからも解放され、柔軟でいられるのです。

具体的には、**自然の中に身を置いて、五感をフル活用する**ことがおすすめです。自然の中でゆったり過ごす時間を持つと、季節の変化が目で見てよくわかります。そして、視覚だけでなく、聴覚、触覚、嗅覚、場合によっては味覚をフルに生かすことができます。もっと簡単に言えば、身体が喜ぶことをたくさんすれば良いのです。

自然に浸るチャンスが得づらい場合も、工夫しだいです。キャンプ道具を揃えて遠出する必要はなく、近所の公園や緑道、オフィスビルの中庭など、探せば都会にも自然はあります。**身近なものの価値を見つけ出す視点を養っていきましょう。**

お買い得の品、ありあわせの品で食事を用意する

第2章で、認知機能を活用するライフスタイルとして「コグニライフ」が提唱されており、その中で、事前にメニューと食材を決めて買い物する「一筆書きショッピン

グ」をご紹介しました（103ページ参照）。実際には、お店に行ってみると、お店のチラシにも載っていない、お買い得の季節の野菜や果物、旬の魚などが売られていて、心が動くことがあります。旬の食べ物は身体に良く、しかもお買い得であることが多いからです。実は、献立通りに料理を作るより、さらに認知機能を使う方法があります。**手持ちの食材から献立を考えて食事を用意する**ことです。

家にあるありあわせの品を頭に入れてから買い物に出かけ、お店でお買い得の品を見つけたら、お買い得の品とありあわせの品を組み合わせて献立を考えます。足らない材料があればそこで買い足します。このようにして買ってきた食材と家にあった食材で作る料理は、いつもと違う食材の組み合わせや調理法になることもあります。

そうすると、加熱する順序を考えるので**計画力**を、火の通りを観察しながら火加減を調節するので、**注意分割機能**を活用します。また、冷蔵庫の中身を見て大まかに覚えておいて、それを思い出して、足らないものをお店で買い足すので、**体験記憶**を活用します。買い物をしている最中に献立を考えるので、ここでも計画力を発揮します。

これは、ある程度慣れている人であれば当たり前のようにしているかもしれませんが、認知機能を自然に活用できるので、とてもおすすめです。これまで使ったことがない食材に挑戦し、レシピサイトでそれを使った料理の作り方を調べ、それを参考に、自分の手持ちの調味料や調理器でできるようにアレンジして作ると、さらに認知機能を活用できます。

食事を用意すること一つとっても、取り組み方はさまざまで、認知機能を使うやり方もあれば、あまり使わないですむやり方もあります。認知機能を活用するやり方を、普段していないと思い当たる方は、できるときにできる範囲で、いつもと違うやり方を試すとよいでしょう。

毎日何か一つ「新しいこと」をしてみる

大げさなことでなくても良いので、**毎日何か一つ「新しいこと」をしてみると、実際に行動したことから新しい価値や視点を見つけやすくなります。**

外食で注文したことのないメニューをオーダーしてみる、全く見たことのないジャンルのYouTube番組を見てみるといった小さなことで十分で、毎日が無理なら1週間に一つでもよいでしょう。

やってみたいと心が動いたときに即実行するのでもかまいませんが、さらに良いのは新しい行動を計画し、実際に行動することです。前もって計画してそれが達成できると、その過程や感情が記憶に刻まれます。会話のネタが増え、人との交流が楽しくなります。

いろいろなアプローチを行うことが、脳を丁寧に扱うことにつながります。

片付けをする

家の中にいらない物が散乱している状態は、頭の中も同じようにゴミだらけだと思って間違いないでしょう。そのままにしておくのは、脳の老廃物であるアミロイドβを溜め続けるようなものです。頭の中の延長線上にある部屋からゴミを除去していけば、頭の中をクリアにすることができます。ポイントになるのが「**計画**」です。

使わなくなった日用品や雑貨、家電、あるいは本、CD、趣味のコレクションなどを捨てるには、役所に粗大ごみの申し込みをしたり、不用品回収業者を選ぶなど、やらなければならないことが何段階にも存在します。フリマアプリを使って売るなら、魅力的な商品説明の作成や価格決めなども必要になります。生活ゴミのように袋に入れて収集場に持って行けば作業が完了するわけでなく、アレを決めなければコレができない状態なのです。

だから、ついつい後回しになるわけですが、「これを機にきっぱり捨てる」と決め、段取りをこなしていくことで、**生活の中で計画力を鍛えるチャンス**になります。大きなゴミを捨てるにはエネルギーと手間がかかりますが、その見返りとして部屋も頭もスッキリし、機能がアップするのです。

年に一度くらい、このような習慣を作ると、生活にメリハリが出る上、自分にとって本当に大切なものに気づく良い機会になります。

テレビやネットで得た情報を体験に変える

テレビばかり見て過ごすのは、認知症予防を考えると良いことではないという声をよく聞きます。確かに、テレビは情報を一方的に発信しているので、見ている側は受け身です。若者だろうが中高年だろうが年齢に関係なく、ボーっと見ているだけでは脳はさほど活動しないでしょう。

しかし、テレビも使いようです。たとえば、テレビの教養番組で見た絵画展へ足を運んだり、バラエティ番組で紹介していたお店を訪ねてみるなど、**テレビで得た情報を単に知識に留めず、行動を起こして知識を体験に変えることができれば、脳の働き方は大きく違ってきます**。そのきっかけとしては、テレビは貴重な情報源と言えます。

テレビで見て関心を持ったレストランが、気軽に行けるような場所にない場合も、似たようなおいしいお店を近所で調べて探してみるという行動にスイッチすることができます。情報番組で地域の防災倉庫について特集していたら、近所の公園に防災倉庫があるかどうか確かめに行けば、ちょっとした社会科見学です。

現代は、テレビに限らず、ラジオ、新聞、インターネット、ＳＮＳからさまざまな情報に触れることができます。ミーハー気分で良いので、**得た情報を知識として頭の中に置いておくだけでなく、体験に変えることを習慣づけると世界が広がります。**

子どもがYouTubeばかり見ていたり、年老いた親が一日中テレビの前に座っているのが気がかりなときも、やめさせようとするより、新しい行動へいざなうきっかけとしてテレビやネットの情報を活用できるのです。

子ども時代に夢中だったことをやってみる

趣味や習い事を持ちたいけど、忙しい毎日の中で打ち込めそうなものが見つけられないという人がいるでしょう。逆に、挑戦してみたいことはたくさんあるけど、時間が作れず実現できないもどかしさを抱えている人もいると思います。

最初の一歩が難しいと感じるときは、**子どもの頃に夢中だった習い事や趣味をやっ**

てみることをおすすめします。これは、加齢が脳に与える影響を研究されている、東北大学加齢医学研究所の瀧靖之教授が、対談したときにおっしゃっていたことです。

子ども時代に一度経験したことは、脳の回路がしっかりと出来上がっています。すっかり忘れてしまっていると思っていても、やってみると案外すぐにコツが思い出せたりします。

大人になってから始めて、今は中断している趣味がある場合も、全く新しいものを始めるよりはハードルが低く、仲間も見つけやすいでしょう。

習っていた楽器やスポーツ、中高生時代に部活で勤しんだジャンルのもの、かつて読んだ本や鑑賞した映画などを思い出してみると、生活に潤いと彩りをもたらすきっかけを作れます。

子ども時代や若い頃、やってみたいとあこがれたけれども、そのときはいろいろな制約や事情でできなかったことにチャレンジするのもよいものです。その頃できなくて、今だからこそできることができるのは、大人になる醍醐味です。

生活の工夫で、脳や身体の老化を遅らせる

〈生理的アプローチ編〉

エア縄跳びで骨強化

適度な運動習慣は、健康維持のためだけでなく、脳を長持ちさせるためにも欠かせない要素です。適度な運動により、代謝が促され、脳を含む全身の細胞の老廃物を身体の外に排出できます。無理なく続けられ、広い世代におすすめできるのがウォーキング。道具いらずで、すぐ実践できるのが、なんと言っても魅力です。

ただ、認知症予防を想定した場合、ウォーキングだけでは不十分なところがあります。それは、骨への負荷が足りず、骨密度を維持しづらい点です。

骨密度の低下は認知症の直接の原因になるわけではありませんが、骨粗しょう症になって骨がもろくなると骨折しやすくなります。高齢者が骨折すると外出への意欲が一気に減少し、行動範囲が狭まります。運動ができなくなり、場合によっては歩くことにも支障が出ます。その結果、人との交流が減り、認知機能を活用する機会も少なくなって、認知症を発症しやすくなるというわけです。

骨密度を保つための運動の重要なポイントは、骨への衝撃があること。おすすめは**縄跳び**です。以前、息子たちと公園へ行ったとき、砂遊びに夢中な二人を見守りながら手持ち無沙汰だったので、「**エア縄跳び**」をしてみました。跳び縄を持っていなかったので、縄を回す体でぴょんぴょんしてみたのです。

エアとはいえ縄跳びですから、全身の骨にしっかり衝撃が行き渡ります。リアル縄跳びではできないかもしれない二重跳びやあや跳びも自在で、達成感さえあります。

周囲への配慮は必要ですが、思い立ったらすぐでき、一階であれば室内でも可能です。ちなみに、縄がなくて持ち手だけがついていて、それを握って跳ぶと、跳んだ回数を計測できる「エア縄跳び」も販売しているようです。

爪先立って両足のかかとを床にストンと落とす「かかと落とし」は、骨粗しょう症予防としてよく知られています。横断歩道での信号待ちなど、待ち時間の運動に取り入れられます。ソファでゴロゴロする時間が多い人は、立っている時間を増やすだけで骨に負荷を与えられ、筋力を維持できると言います。スクワットも足腰を強くします。家やオフィスですぐできることを一つ持っておくと、継続しやすくなるでしょう。

甘い物は人と会うときだけ

脳の健康と食事は、切っても切り離せない関係にあります。

そこで、積極的に摂りたいのが**野菜、くだもの、青魚、ワインなど、抗酸化作用がある食べ物、飲み物**です。抗酸化作用があるこれらの食べ物や飲み物は、体の中にできた活性酸素が悪さをして、体をサビつかせるのを防いでくれます。

・**野菜**（カロテンが豊富なニンジン、カボチャなど）

・**くだもの**（ポリフェノールの一種であるアントシアニンが含まれるブドウ、ブルーベリーなど紫色の食べ物）
・**青魚**（不飽和脂肪酸であるＤＨＡやＥＰＡは、サバ、イワシなどに豊富）
・**ワイン**（ブドウから作られるのでアントシアニンが含まれる）

特にポリフェノールには、抗酸化作用、抗炎症作用、抗糖化作用があり、意識して摂りたいものです。

中年以降は食べ過ぎを控えるだけでなく、特に糖質や塩分の摂り過ぎに留意すれば、加齢を遅らせることに役立ちます。食事の塩分には気を使えても、糖分を控えるのが難しいという場合は、**自分の中でルールを作っておく**と、改善しやすくなります。

私の場合は、「甘い物は人と会うときと、仕事が一山超えたときだけ」というルールを設けています。せっかくの会食やランチで、自分だけデザートを我慢するのはあまりにも酷です。会議や打ち合わせの際、先方が用意してくださったお菓子に全く手をつけないのも申し訳ない気がします。今日はよくがんばったなあと思えるイベントや締め切りの後に、カフェで一人打ち上げることもあります。

そのようなシチュエーションでは自分を許してあげ、その代わりに普段は、甘い物を身近に置かない、目に入れない、そもそも買わないことを心がけています。

以前は、クッキーや羊羹などを意識せず好きなだけ口に入れていましたが、ルールがあることで、それほどつらさを感じずに継続できることが身をもって実感できました。小さな生活の工夫で脳と身体にアプローチしていきましょう。

質の良い睡眠のため、日中を活発に過ごす

脳内にある神経細胞だけでなくすべての細胞は、活動を通じて老廃物が発生します。神経細胞で発生し、溜まると有害なのがアミロイドβという物質で、アルツハイマー病を引き起こし、認知症発症リスクを上げる原因の一つであると言われています。この老廃物を脳内から除去する上で重要なのが、質の良い睡眠です。

寝付けない、眠りが浅い、夜中に何度も目覚める、常に睡眠不足。忙しい年代の多くが、睡眠の悩みを抱えているのではないでしょうか。良い睡眠とは、単に時間の長さを指すのではなく、**眠りの深さ**も重要な目安です。起床時に「目覚めが良い」と感じられ、熟睡感があり、活力が湧いてくるようなら、たとえ時間は十分とは言えなくてもグッと深く眠れた証拠です。

毎日の睡眠の質を上げるには、起床・就寝・食事など**一日のリズムを大切にすること**。そして、**日中を活発に過ごすこと**がカギになります。運動を習慣づけるのが難しい場合も、階段を使う、ひと駅歩くといった工夫はできますし、能動的に頭を使うことで日々良い睡眠を得ることができます。ひいてはその習慣が、脳を長持ちさせます。

睡眠不足は忙しい人の多くに共通の悩みであると思います。この解決法は筆者もまだ十分編み出せていないのですが、突き詰めると**時間管理**の問題なので、時間管理術を実践し、自分に合う方法を見つけるのがよいと思います。

飲酒と喫煙は減らすことから手をつける

喫煙と過剰な飲酒は、認知症発症のリスク因子の代表です。どちらも生活習慣病を招く大きな要因であることは、すでに広く知られていますね。にもかかわらず、愛好家にとっては「わかっていてもやめられない」困りものでしょう。

喫煙は、認知症、特に、脳卒中に代表される脳血管障害と関連があります。動脈硬化や血栓の形成が進むためです。脳を含む全身の血管が硬くなり、詰まりやすくなるのです。

脳の血管が詰まると脳梗塞、破れると脳出血です。障害の箇所によっては、身体が動かなくなったりしますが、記憶や行動を司る部位が障害されると、認知症の症状が現れます。

過剰な飲酒習慣がある人の多くに、脳萎縮が見られることが報告されています。飲酒と健康との関係は盛んに研究されていて、少量でも良くないという最新の知見もあります。常にアップデートされ、まだわからないことが多いです。

これまで報告された研究の中には、1日の飲酒量が少ない場合（350mlの缶ビール1本程度）は、認知症発症リスクを低下させるとされていますので、この知見によれば、少量を楽しむ工夫が大切になってきます。

喫煙や飲酒の習慣を変える方法については、人によって状況が異なりますので、一概には言えませんが、さまざまな方法が知られていますので、自分に合う方法を選び、必要に応じて専門家に相談するのが良いと思います。以下に、有効と知られている方法を二つご紹介します。

喫煙や飲酒を「やめよう」と頭で考えても実行するのが難しいのは、**長年の習慣**があるからです。空気のような存在になっている喫煙や飲酒をやめるのに必要なのが、「**見える化**」です。簡単で良いので記録をつけましょう。自分が毎日どれくらいの量を、どのような時間帯やタイミングで摂取しているのかが把握できます。便利なアプリも種類が豊富です。

そして、喫煙も飲酒も摂取のトリガーになるようなことをできるだけ遠ざけ、**少し**

ずつ減らすことからやっていきます。たとえば、喫煙室や喫煙エリアの前を通らないルーティンを作る、お酒の場では飲まない人の隣に座るといったことなどが挙げられます。飲酒の場合はノンアルコール飲料を間に挟むような飲み方を工夫すれば、そもそものアルコール摂取量を減らせます。

若い頃からの習慣の積み重ねを、ある日突然やめようと決意してもなかなかうまくいくものではありません。「やめられない自分はダメだ」などと思ってしまうと、かえって脳にストレスがかかります。それよりも、まずは減らすことを第一に、新しい習慣を作っていくつもりで取り組むのがベストです。

周りの人の脳の健康を保つ工夫

心配な人と「最近の話」をする

将来の自分の認知症予防も気になるけれど、今まさに老齢期にある親の認知症が心配だという方も少なくないでしょう。

夫や妻など、パートナーの将来が心配という方もいると思います。周りから見て心配な人ほど、本人は全く意識していなかったり、根拠なく自分は関係ないと思っていたりするものです。だからこそ心配と言えます。

家族が病気になると、他の家族は少なからず影響を受けますが、認知症の場合、その影響が他と比べてとても大きいです。家族負担がとても大きく、家族で介護している人の約半分にうつ状態が認められるという報告もあります。このため、自分だけでなく、家族の脳の健康を保つことはとても重要です。

家族のかたちはさまざまで、良好な関係にある方も、コミュニケーションが困難な方もいると思います。物理的な距離の近さや遠さ、家族構成も関係するでしょう。かたちや状況は家族の数だけあるのですが、もし家族とのコミュニケーションがスムーズで、家族のこれからの時間に並走したいと考えている人は、本書で冒頭からお伝えしてきたことを自分のためだけでなく、家族にも実践してみてください。そのことが、自分を含めた家族みんなの脳を長持ちさせることにつながります。

ここまで、本書で挙げたことは、本人がその気にならないとできないことが多いです。そのような中、第3章で紹介した「**最近の話をする**」は、本人が自分で意識しなくても、周りからの働きかけである程度実行可能です。

一緒に暮らしている人と「今日の話」をする

一緒に住んでいる家族で、夕食を一緒にとるのであれば、「今日会ったことを今日話す」のが良いです。そんなことは当たり前ではないかと言われそうですが、当たり前のことほど深いものはないと、当たり前のことが脳にどのように作用するかを一つずつひもといていてわかります。

その日一日を別々に行動していたのであれば、それぞれが見聞きしたことについて話し、一緒に過ごしたのであれば、一緒に見聞きしたことについて一緒に思い出します。楽しいことであれば、思い出すことで、楽しさを増幅することができます。長年一緒に暮らしていて、新しく話すことなど何もない、とおっしゃる方もいますが、だからと言って話さないでいると、せっかくの脳を活用する機会が減ってしまいます。

離れて暮らしている人と「最近の話」をする

一人で暮らしている場合、家で夕食をとっても、一日を一緒に振り返る話し相手がいないことになります。そのような場合でも、会話をすることは可能です。コロナ禍を機に、遠隔会議システムを用いて、人と一緒に食事することが、可能であることがわかりました。実際、80代の人が、20代の孫に設定してもらって、20代の孫と遠隔会議システムでつないで、一緒に食事をするケースもあるようです。

自分が40代、50代で、離れて一人で暮らしている70代、80代、90代の親が心配、そういう方も多いと思います。毎日とは言わないまでも、時折電話をかけて、様子を確認することもあると思います。そのようなとき、できるだけ何をしているのか、何に興味を持っているのかを聴き取って、**最近のできごとについて、質問すると良いでしょう**。ヨガが好きな人であれば、「昨日のヨガ教室はどうだった？ 何か新しい動きを教わった？」などと、聞いてみましょう。

読者の中には、友人が認知症になるのではないかと心配という方もいると思います。そういうときは、その友人に、ここまでに書いた、家族の場合と同様、最近の話をする機会をあの手この手で作るとよいと思います。

脳を長持ちさせる方法について会話をする

そうは言っても、簡単には話に乗ってきてもらえない、話が続かない、そんなことができれば苦労しない、という声も聞こえてきそうです。このような話題であれば、喜んで話してもらえるかもしれない、または、聞いてもらえるかもしれない、と考えることと自体が、考える人にとっても、脳の高度な脳の働きを活用することになります。そして、うまく行けば、話しかけられた人も、脳の中をシグナルが飛び交って、シグナルの通り道が強化されることでしょう。

会話を通じて関係性を築いていているうちに、本書で述べた、脳を長持ちさせる工夫について、興味を持ってもらえることもあるかもしれません。そうすればしめたものです。会話の工夫をはじめ、食事、運動、日常の過ごし方など、本書でお伝えしたことを、一つでも生活の中に取り入れていただければ、しない場合と比べて、たとえ認知症を発症するにしても、発症する日を1日でも2日でも、遅らせることができるでしょう。

年齢を重ねるに従い、人の内面には変化が起こりやすくなります。健康状態や暮らしぶりが変わり、思いもかけない方向に心が傾くこともあります。願っていた方向にも、また、残念ながらそうでない方向にも。そんなとき、周りからその人に関わるとしたら、どんなことができるのか。本書をヒントに、それぞれの人のつながりの中で良い方法を探っていければと思います。

おわりに

脳が長持ちする未来に向けて

本書では、脳が長持ちする会話の考え方や具体的な方法を紹介しました。第1章と第2章では、脳の基本的な老化対策と、研究成果に基づく会話における脳の使い方の工夫について。第3章では、19の会話のコツ、第4章では、16の生活習慣、特に会話で周りの人と自分の脳を長持ちさせる方法について述べました。

具体例が複数あるのは、人によって、当てはまる状況や有効な方法が異なるためです。「はじめに」で書いたように、置かれている立場によって、さらに、性格やこれまでの経験などによっても違います。19の会話のコツ、16の生活習慣の中で、普段から自然に行っているものも、そうでないものもあると思います。いずれも、脳を長持ちさせるのにおすすめできる方法ですので、すでに行っているものは引き続き行い、取り組んでみたことがないものは、試してみてください。やったことがないことをすること自体が、普段あまり使っていない脳の場所を使うことになり、「長持ち」につながります。

たくさんあると一つも覚えられない、思い出せない、というのは、よくあることです。このため、あえて一文でまとめるならば、「脳が長持ちする会話」とは、「テーマを決めて、お互いの考えを聴く会話」で、結果としてそれぞれに「新しい気づきが得られる会話」です（52ページ参照）。一言で何が書いてあるかを覚えて、人に説明したい方のために、このまとめをお伝えします。「どうして？」と思ったら、本書をお読みくださいとお伝え下さい。

脳が長持ちする会話の手法や考え方は、これまで一緒に研究してきた方、そして、研究に参加いただいた方とともに創ってきたものです。もれなく挙げることは紙面の制約があり難しいのですが、主なプロセスをご紹介したいと思います。

認知症予防のための会話支援手法である共想法を考案し、脳が長持ちする会話の研究を始めたのは、東京大学の助教授に着任し、大武研究室を主宰することになって1

カ月が経った2006年10月のことです。以来、大武研究室の学生とともに、共想法支援システムや評価手法の開発など、その後の研究の基礎となる部分を研究しました。

2007年1月から、千葉県柏市役所の協力を得て、介護予防センターで、高齢者を対象に、会話実験を始めました。ここで、認知症予防に興味がある方とともに、認知症予防に役立つ習慣を生活の中に取り入れる方法について、一緒に考え、実際に試す、当事者研究のアプローチを取ることにしました。認知症予防の研究は、認知症予防を切実に必要とする方とともに進めることで、日常生活の中で使える実用的な手法や技術を開発できると考えたためです。

2007年7月には、初期の実験に参加いただいた柏市在住の、60代から80代の高齢者とともに、当事者研究拠点として、ほのぼの研究所を開所し、翌年、2008年にはNPO法人化し、代表理事、所長に就任しました。ほのぼの研究所で共に研究するメンバーを市民研究員と呼ぶことにしました。設立当初60代だった初期の市民研究員の一部は、現在、80代となり、その間、さまざまなきっかけで参加いただいている方とともに、活躍しています。最近は、40代、50代も参加しています。

共想法を定期的に実施する他、講演会を開催し、ニューズレターを発行し、ブログを配信するなど、普及活動を行っています。これらは、ほのぼの研究所のウェブサイトからご覧いただくことができます。この他、協働事業者である介護施設との連携、実施者の人材育成、そしてもちろん、脳が長持ちする会話の実践研究を行っています。特に、街歩きと共想法を組み合わせた街歩き共想法は、ほのぼの研究所の市民研究員と一緒に考え、全国各地で開催してきました。

年を重ねて、イキイキとした会話を楽しむ多くの高齢者と出会い、脳が長持ちする会話をするための秘訣を知ることができました。本書でご紹介する内容は、実験、理論とともに、ロールモデルである、脳が長持ちした高齢者の会話に基づいています。


ほのぼの研究所を兼務先とした上で、本務先は、2012年に千葉大学、2017年に理化学研究所へと異動し、研究をスケールアップしてきました。異動のたびに、リーダー一人、メンバーゼロからチームを立ち上げました。何もないところに飛びこんできてくださったスターティングメンバーには、特に感謝しています。

千葉大学では、会話支援ロボットの開発に特に注力しました。共想法に関する基盤特許を出願したのもこの時期で、後に権利化されました。会話支援ロボットのほのぼのとした表情のデザインは、千葉大学の大武研究室の学生が最初に考えたものです。

理化学研究所では、システム開発、解析技術の開発、エビデンスの収集の3本柱で研究を進め、特に、脳科学的な知見は、認知神経科学の学位を持つ研究員との共同研究により得られました。

「はじめに」でお伝えしたように、チームリーダーとして主宰する理化学研究所の認知行動支援技術チームには、多岐にわたる専門の研究員の他、実験の実施に携わる実施者、技術者など、研究の推進に必要な異なる役割のメンバーに参加いただき、年齢は20代から80代まで、国籍も日本の他、ポーランド、タイ、カナダ、中国と、多様です。共同研究先は、国内外の大学、研究所、介護施設、病院、自治体、企業と、多岐にわたります。

これまでに研究に継続的に参加いただいた方、一人ひとりにエピソードがあり、交流を通じて多くのことを学びました。特に印象的なのは、取材をきっかけに出会った、107歳、108歳まで生きた、長寿の双子姉妹、きんさん、ぎんさんのうちの、ぎんさんの娘さん姉妹です。3章で一部お伝えしたように、脳が長持ちする会話を体現されていました。

老化を遅らせる研究は、近年発展をとげています。将来は、本書が出版された時点より、老化を遅らせることがある程度できるようになると予想されます。それでも、老化を完全になくすことは、生物としておそらく難しく、先延ばししてもどこかで老化に向き合うことが必要になるでしょう。老化にともない、神経病理変化を生じる確率が高まること自体は、自然現象のため、ある程度避けられないでしょう。

そのような時代になっても必要となるのは、老化しても認知機能低下を遅らせる技術、特に、会話に代表される日常的な活動の中で、日常生活を送るのに必要な脳の回路を維持し、発展させる技術と考えています。これは、生きている時間の分だけ効果が蓄積される、長年の暮らし方、脳の使い方を支えるものとなります。

これまでは、長く生きてきて、ある習慣をもって脳を使い続けると、高齢になったらどのような状態になるかを調べるため、特に高齢者を対象に研究を進めてきました。

これからは、全世代を対象に、脳が長持ちする会話の研究を進め、社会実装し、より早い時期から対策が立てられるようにすることで、一人でも多くの人が、一日でも長く、脳を長持ちさせることができる社会を、実現したいと思います。

これまでお世話になってきたすべての方と家族に感謝するとともに、これから一緒に研究、活動する方との出会いと会話を、楽しみにしています。

2024年11月

大武美保子

脳が長持ちする会話とは、新しい気づきが得られる会話

そのような会話をするために、3つのステップを踏みます。

1 共通のテーマを設定する

2 話す人は、自分の視点を言葉にする

3 聴く人は、相手の視点を想像しながら聴き、理解を深めるために質問する

話した人も、聴いた人も、
自分の視点と相手の視点を理解し、新しい気づきが得られる

その結果

自分一人では使わない脳の回路が活用される

サボりやすくできている脳が長持ちする！

参考資料

・Abe MS, Otake-Matsuura M (2021) Scaling laws in natural conversations among elderly people. PLoS ONE 16(2): e0246884. https://doi.org/10.1371/journal.pone.0246884

・Kemper S, Herman RE, Lian CH. The costs of doing two things at once for young and older adults: talking while walking, finger tapping, and ignoring speech or noise. Psychol Aging. 2003 Jun;18(2):181-92. doi: 10.1037/0882-7974.18.2.181.

・Otake-Matsuura M et al (2021) Cognitive Intervention through Photo-Integrated Conversation Moderated by Robots (PICMOR) Program: A Randomized Controlled Trial. Frontiers in Robotics and AI, 8:633076.　https://doi.org/10.3389/frobt.2021.633076.

・Sekiguchi T, Sugimoto H, Otake-Matsuura M. Time-orientations of older adults in group conversations and their association with memory functioning. Curr Psychol 43, 5854-5867 (2024). https://doi.org/10.1007/s12144-023-04545-w

・Sugimoto H, Abe MS, Otake-Matsuura M (2023) Word-producing brain: Contribution of the left anterior middle temporal gyrus to word production patterns in spoken language,Brain and Language, 238: 105233,ISSN 0093-934X, https://doi.org/10.1016/j.bandl.2023.105233.

・Sugimoto H, Sekiguchi T, Otake-Matsuura M. Association between social comparison orientation and hippocampal properties in older adults: A multimodal MRI study. Social Neuroscience, 17(6), 544-557 (2023). https://doi.org/10.1080/17470919.2023.2166580

・浦上克哉『科学的に正しい認知症予防講義』(2021年、翔泳社)

・工藤喬『わかりやすい!「認知症」の世界が変わるガイドブック』(2024年、きずな出版)

・大武美保子『介護に役立つ共想法　認知症の予防と回復のための新しいコミュニケーション』(2011年、中央法規出版)

・歯科疾患実態調査報告解析検討委員会編『解説 平成17年歯科疾患実態調査』(2007年、口腔保健協会)

・島田裕之『【DVD付き】1日5分から始める! コグニサイズ、コグニライフで認知症は自力で防げる!』(2018年、すばる舎)

・瀧靖之『生涯健康脳 こんなカンタンなことで 脳は一生、健康でいられる!』(2015年、ソレイユ出版)

・デヴィッド・スノウドン『100歳の美しい脳 普及版 アルツハイマー病解明に手をさしのべた修道女たち』(2018年、DHC)

・吉本尚『あなたの時間と元気を取り戻す 減酒セラピー』(2024年、すばる舎)

著者略歴

大武美保子（おおたけ・みほこ）

1975年東京生まれ。ロボット工学者、認知症予防研究者、博士（工学）（東京大学）。2児の母。認知症を予防する会話支援手法「共想法」を開発、理化学研究所革新知能統合研究センター・チームリーダーとして、認知症予防のためのAI・ロボット研究を、チームメンバーと共に推進。同時に、創設したNPO法人ほのぼの研究所の代表理事・所長を務める。科学技術分野の文部科学大臣表彰 若手科学者賞、人工知能学会 現場イノベーション賞、ドコモ・モバイル・サイエンス賞「社会科学部門」選考委員特別賞等受賞。主著に、『介護に役立つ共想法』（中央法規出版）、『Electroactive Polymer Gel Robots』（Springer）等。

公式LINE

公式Instagram

脳が長持ちする会話

2024年12月20日　第1刷発行

著　者　大武美保子
発行者　江尻 良
発行所　株式会社ウェッジ
〒101-0052 東京都千代田区神田小川町1丁目3番地1
NBF小川町ビルディング3階
電話03-5280-0528　FAX03-5217-2661
https://www.wedge.co.jp/　振替00160-2-410636

企画協力　加藤　彩
編集協力　井上佳世
装　幀　吉村朋子
DTP組版・図版製作　株式会社シナノ
印刷・製本　株式会社シナノ

※定価はカバーに表示してあります。
※乱丁本・落丁本は小社にてお取り替えいたします。

ISBN978-4-86310-289-7　C0036